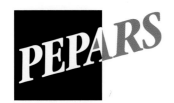

【ペパーズ】
編集企画にあたって…

　創傷学の歴史はその時代の科学技術を反映していると言われます．紀元前では食品の加工・保存技術が応用され，蜂蜜や糖類が用いられたり，ワインや獣脂が用いられていたりしたようです．中世では混沌とした時代が続くようですが，近代では，産業革命に伴い紡績業が盛んになり綿花からの脱脂技術が進むと，脱脂綿やガーゼが普及するようになり，さらに化学工業の発展とともにハイドロコロイドやハイドロファイバーが開発されています．その後，細胞生物学・生化学と電子工学が合わさり，NPWTが開発され，今日の創傷治療学を大きく進歩させました．

　本邦でNPWT機器が正式の保険承認を受けて本年は10年目の節目となります．この10年間で洗浄を併用したり，陰圧を経時的に変化させたり，と様々な機能が付加され，学術集会や論文などでも数々の発表が行われきました．海外で開発された医療機器が本邦で使用可能となるまでにタイムラグが生じますが，その間，我々は創意工夫をもって独自にNPWTを進化させてきました．一方で，その多様性ゆえにこの状況をカオスのように感じておられる方々も少なくないのではないでしょうか．

　本企画では「NPWT（陰圧閉鎖療法）を再考する！」というテーマをいただきました．まさに10年目の節目にカオスを整理し，コスモスにするには最適のテーマです．誌面の都合上，各論を掲載することができず，NPWTの"教科書"にはなりませんでしたが，基礎から今後の展開まで10のテーマを設定させていただきました．大変幸いなことに，各テーマのエキスパートの先生方にご執筆いただくことができ，本巻を完成させることができました．特に近々使用可能になりそうなiNP（W）Tや2025年問題を見据えた在宅への適用については，これまでにないトピックだと思います．今後10年のNPWT治療の礎となる書籍になりましたこと，各執筆者の先生方に篤く御礼申し上げます．また，このような貴重な企画編集の機会をお与えくださりましたこと，本誌編集主幹の先生方，全日本病院出版会の鈴木由子氏に心から感謝申し上げます．

2020年10月

榊原俊介

KEY WORDS INDEX

WRITERS FILE

ライターズファイル（五十音順）

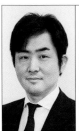

石川　昌一
（いしかわ　しょういち）

2006年　日本大学卒業
　　　　太田西ノ内病院，初期研修医
2007年　東京大学病院，初期研修医
2008年　同大学形成外科入局
　　　　埼玉医科大学形成外科，助教
2009年　同大学国際医療センター救命救急科，助教
2010年　同大学形成外科，助教
2013年　同大学国際医療センター形成外科，助教
2016年　同大学形成外科，助教

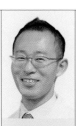

木下　幹雄
（きのした　みきお）

2001年　東京大学卒業
　　　　同大学形成外科入局
2002年　東名厚木病院形成外科
2003年　焼津市立総合病院形成外科
2004年　東京大学形成外科，助手
2005年　静岡県立こども病院形成外科
2006年　杏林大学形成外科，助教
2011年　東京西徳洲会病院形成外科，部長
2017年　TOWN訪問診療所，院長（褥瘡・足病を専門とした訪問診療）

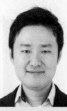

髙須　啓之
（たかす　ひろゆき）

2006年　神戸大学卒業
　　　　神鋼加古川病院，初期研修医
2007年　神戸大学医学部附属病院，初期研修医
2008年　新日鐵広畑病院形成外科，医師
2009年　神戸大学医学部附属病院形成外科，医員
2011年　同大学医学部附属病院形成外科，特定助教
2017年　兵庫県立西宮病院形成外科，医長
2019年　山口大学医学部附属病院形成外科，准教授

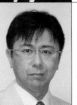

片平　次郎
（かたひら　じろう）

1989年　鹿児島大学卒業
　　　　東京女子医科大学形成外科入局
1993年　同，助教
2000年　米国テキサス大学医学部麻酔科留学
2010年　同，講師
2015年　東京女子医科大学東医療センター形成外科，講師

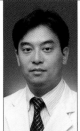

榊原　俊介
（さかきばら　しゅんすけ）

1998年　大阪大学理学部高分子学科中退
2000年　大阪大学大学院理学研究科生物科学専攻博士前期課程修了
2004年　神戸大学医学部医学科卒業
2006年　同大学形成外科入局
2009年　神戸大学美容医学会，特命助教
2012年　神戸大学形成外科・美容外科，特定助教
2015年　兵庫県立がんセンター形成外科，医長
2017年　神戸大学大学院医学研究科，客員准教授（兼任）

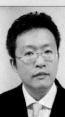

守永　圭吾
（もりなが　けいご）

1999年　兵庫医科大学卒業
　　　　久留米大学病院，研修医（形成外科）
2001年　同大学形成外科学講座，助手
2013年　同大学医学部形成外科・顎顔面外科学講座，講師
2015年　同大学退職
　　　　宮崎大学医学部外科学講座形成外科学分野，講師
2019年　久留米大学医学部形成外科・顎顔面外科学講座，准教授

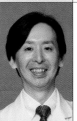

木谷　慶太郎
（きたに　けいたろう）

2010年　長崎大学卒業
　　　　六甲アイランド甲南病院，臨床研修医
2012年　神戸大学形成外科学教室入局
2013年　姫路赤十字病院形成外科
2014年　神戸大学医学部附属病院形成外科
2020年　西記念神戸アカデミアクリニック，院長

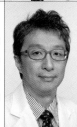

島田　賢一
（しまだ　けんいち）

1993年　富山医科薬科大学卒業
　　　　金沢医科大学形成外科，入局
1994年　市立礪波総合病院形成外科
1996年　金沢医科大学形成外科，助手
2001年　石川県立中央病院形成外科
2002年　金沢医科大学形成外科，助手
2007年　同，講師
2010年　同，准教授
2018年　同，教授

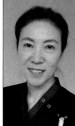

渡辺　光子
（わたなべ　みつこ）

1985年　日本医科大学付属病院看護部
1994年　同大学千葉北総病院看護部
1998年　日本看護協会，皮膚・排泄ケア分野認定看護師
2016年　看護師特定行為研修（創傷管理領域）修了
2020年　秀明大学看護学部，非常勤講師
　　　　日本医科大学千葉北総病院看護師長／褥瘡管理者

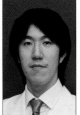

北野　大希
（きたの　だいき）

2015年　滋賀医科大学卒業
　　　　甲南病院（現：甲南医療センター），初期臨床研修医
2017年　兵庫県立がんセンター形成外科，専攻医
2018年　神戸大学医学部附属病院形成外科，医員
　　　　兵庫県立加古川医療センター形成外科，専攻医
2020年　神戸大学医学部附属病院形成外科，医員

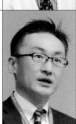

清水　潤三
（しみず　じゅんぞう）

1991年　大阪医科大学卒業
　　　　大阪大学第二外科入局
1992年　関西労災病院外科
1995年　大阪大学第二外科
2000年　市立堺病院外科
2004年　市立豊中病院外科
2011年　大阪労災病院外科
2019年　市立豊中病院外科

CONTENTS

NPWT（陰圧閉鎖療法）を再考する！

編集／兵庫県立がんセンター医長　榊原俊介

◆編集顧問／栗原邦弘　中島龍夫
　　　　　　百束比古　光嶋　勲
◆編集主幹／上田晃一　大慈弥裕之　小川　令

【ペパーズ】
PEPARS No.167/2020.11◆目次

「PEPARS®」とは Perspective Essential Plastic
Aesthetic Reconstructive Surgery の頭文字よ
り構成される造語．

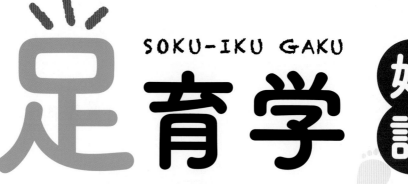

足育学

SOKU-IKU GAKU

好評

外来でみる
フットケア・フットヘルスウェア

編集：**高山かおる** 埼玉県済生会川口総合病院 主任部長
一般社団法人足育研究会 代表理事

2019 年 2 月発行　B5 判　274 頁　定価 7,700 円（本体価格 7,000 円＋税）

治療から運動による予防まで
あらゆる角度から「足」を学べる足診療の決定版！

解剖や病理、検査、治療だけでなく、日々のケアや爪の手入れ、
運動、靴の選択など知っておきたいすべての足の知識が網羅されています。
皮膚科、整形外科、血管外科・リンパ外科・再建外科などの**医師**や**看護師**、
理学療法士、**血管診療技師**、さらには**健康運動指導士**や**靴店マイスター**など、
多職種な豪華執筆陣が丁寧に解説！
初学者から専門医師まで、とことん「足」を学べる一冊です。

CONTENTS

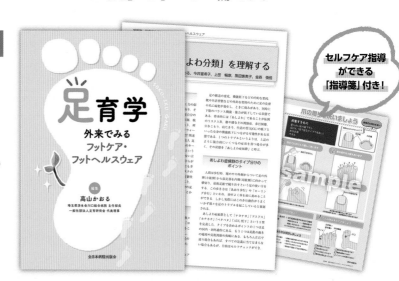

セルフケア指導
ができる
「指導箋」付き！

全日本病院出版会　〒113-0033 東京都文京区本郷 3-16-4　Tel:03-5689-5989
www.zenniti.com　　　　　　　　　　　　　　　　　　　　　　Fax:03-5689-8030

PEPARS No.167：1-9, 2020

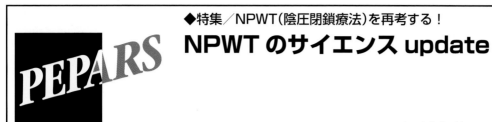

◆特集／NPWT（陰圧閉鎖療法）を再考する！

NPWT のサイエンス update

片平次郎*1　井砂　司*2

Key Words：陰圧閉鎖療法（negative pressure wound therapy），V. A. C.® システム（V. A. C.® system），創傷治癒（wound healing），メカニズム（mechanism），至適陰圧（optimum negative pressure）

Abstract　陰圧を利用した皮膚潰瘍治療装置 vacuum assisted closure device（以下，V. A. C.® システム）は，近年，局所陰圧閉鎖療法（negative pressure wound therapy；NPWT）の１法として，皮膚潰瘍や褥瘡の治療に目覚ましい進歩を遂げた．創傷治療における軟膏治療，湿潤環境を意識した創傷被覆材の使用に次ぐ第３の潮流として，現在広く使用されているが，その治療機序は依然として不明なままである．また最近では NPWTi-d や間欠モードの併用も盛んで，一定の臨床効果を上げている．我々は種々の動物実験や臨床研究を行い，NPWT の創傷に及ぼす効果とメカニズムについて検討した結果，NPWT の治療メカニズムは，① 吸引による創部の収縮効果，② 創部と滲出液中の各種サイトカインの生成，③ 組織の機械的圧力に対する反応，といった諸因子が相互に関連した結果であると考えるに至った．

はじめに

　陰圧閉鎖療法は，Argenta[1][2]らが開発した非侵襲性の創傷治療システムで，創傷部を局所的に陰圧にコントロールすることで慢性および急性創傷の治癒を促進する治療法である．米国においては，1995 年に陰圧を利用した皮膚潰瘍治療装置 vacuum assisted closure device（以下，V. A. C.® システム，KCI 社製，アメリカ）として FDA から販売の認可を得て以来，欧米においていわゆる陰圧閉鎖療法（negative pressure wound therapy；NPWT）の専用機器として広く普及し，臨床研究結果も多数報告されてきた．

　我々は，1997 年より本法を臨床に取り入れ，その治療効果を確認してきた[3]~[7]．その経験から，NPWT の治療効果は単に湿潤療法（moist wound healing）にドレナージ効果を与えた相加効果以上

のメカニズムが働いているものと考え，種々の動物実験や臨床研究を行い，NPWT の創傷に及ぼす効果とメカニズムについて検討してきた[8]．本稿では，これらの各研究結果をもとに陰圧閉鎖療法の創傷に対する治癒効果（メカニズム）と各種創面に対する至適陰圧について述べる．

細胞に陰圧を付加することによる生化学的な変化

　多くの創傷被覆材が開発され，皮膚欠損創の修復に臨床使用されているが，その多くは真皮組織が残存する浅い創面の表皮形成を目的に用いられている．これに対し深達性皮膚潰瘍などの組織欠損創においては，感染を合併し多量の滲出液を伴うことも多く，感染が沈静化し滲出液が減少するまでの間，手術や創傷被覆材の治療は難しい．局所陰圧閉鎖療法は，感染を伴う褥瘡や外傷性の難治性潰瘍といった深達性皮膚潰瘍の治療目的に開発された治療法である．本法の治療効果を今回我々の臨床試験結果・動物実験[3]~[8]から検討してみる．

*1 Jiro KATAHIRA，〒116-8567　東京都荒川区西尾久 2-1-10　東京女子医科大学東医療センター形成外科，講師
*2 Tsukasa ISAGO，同，教授

表 1. サイトカイン測定症例

No.	性別	年齢	皮膚欠損部位	皮膚欠損範囲	原因
1	♂	29	左側下腿部	12×8 cm	外傷
2	♂	28	右側下腿部	24×13 cm	外傷
3	♂	40	右側足背部	12×6 cm	外傷
4	♂	61	右側膝蓋部	16×9 cm	熱傷
5	♂	63	仙骨部	10×9 cm	褥瘡

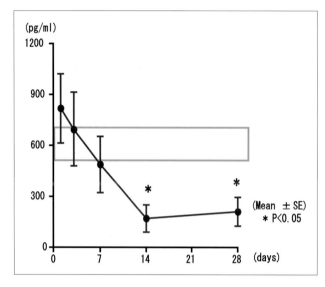

図 1.
PDGF の経時的変化
ピンクの範囲は正常値を示す.
Values are means ± SE
＊＜0.05 from base line

1. 皮膚潰瘍の大きさと深度の変化

31 症例において 4 週間にわたり治療を持続した臨床試験結果[3]では，慢性創あるいは難治創の治療に極めて有効な方法であることが認められた．大きさは 4 週間の治療で約 70 cm^{2}減少し，深度も治療開始時の半分以下まで減少した．4 週間という治療期間から考えると著しい縮小傾向があったと思われ，この傾向は，褥瘡症例よりも外傷性皮膚潰瘍症例において顕著であったが，その原因としては，褥瘡症例の多くは高齢で，いわゆる寝たきりの状態の症例であり基礎体力の低下が要因と考えられた．皮膚潰瘍の大きさと深度に関連して，肉芽形成と表皮形成の観察については，治療開始時にはほとんどの症例が不良であったが，4 週間後には半数以上の症例で良好な状態へと改善し，本法による治療効果は有効と考えられた．特に肉芽形成については，開始時に浮腫状の不良肉芽であったが，1〜2 週間後には浮腫が消退し，赤く締まった良好な肉芽へと改善した症例を多く観察した．

2. 創部と滲出液中の各種サイトカインの生成

外傷性組織欠損創 4 症例と全身状態のよい褥瘡 1 症例の計 5 症例に対し，経時的(治療開始後 24 時間，3 日，1 週，2 週，4 週)にサイトカインの測定を行った[4](表 1).

① Platelet-derived growth factors(PDGF)は，創傷治癒過程の初期において，線維芽細胞を創傷部位へ誘導し，線維芽細胞の増殖を促進することにより創傷治癒の主要な役割を担っていると想定される成長因子である．治療開始後 1 週に高い値を示しているが，2 週以後は有意に低下していた(図 1).

② basic fibroblast growth factors(bFGF)は，肉芽形成において最も重要な血管新生と線維芽細胞増殖の両方に働く物質として創傷治癒促進効果が期待され，実際に臨床効果も認められている成長因子である．治療後 4 週にわたり，100〜200 pg/ml の値を維持していた(図 2).

③ Transforming growth factor-β(TGF-β)は，線維芽細胞によるコラーゲンやファイブロネクチ

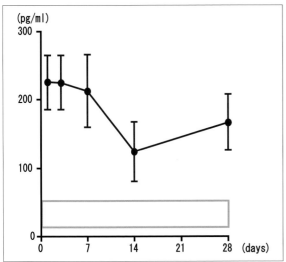

図 2. bFGF の経時的変化
ピンク範囲は正常値を示す. Values are means ± SE

図 3. TGF-β の経時的変化
ピンク範囲は正常値を示す. Values are means ± SE,
＊＜0.05 from base line

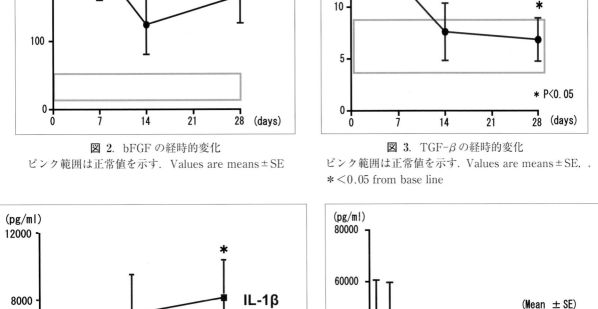

図 4. IL-1α, β の経時的変化
ピンク範囲は正常値を示す. Values are means ± SE,
＊＜0.05 from base line

図 5. IL-6 の経時的変化
ピンク範囲は正常値を示す. Values are means ± SE,
＊＜0.05 from base line

ンなどのマトリックス合成促進作用など，多彩な
活性を有している．治療開始後1週は15 ng/ml と
非常に高い濃度で存在し，2週以後有意に低下す
るものの，7 ng/ml の高濃度を維持していた（図3）.

④ 炎症惹起物質である IL-1 と IL-6 は，ともに
比較的多く検出されているが，IL-1β が治療開始
後4週にわたり有意に増加しているのに対し，IL-
6 は治療開始後1週までは IL-1 以上に高濃度に検

出されるが，2週以後は激減しほとんど検出され
なくなった（図4, 5）.

以上の結果から，サイトカインは NPWT 開始
当初より，活発な変動を示し，特に初期には
PDGF, bFGF, TGF-β や IL-1 により，後期にお
いては bFGF, TGF-β や IL-1 により線維芽細胞，
表皮細胞，血管内皮細胞の増殖が維持されている
と考えられた.

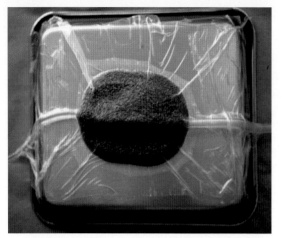

表 2. 平坦プレートによる実験結果

	1 時間後	12 時間後	24 時間後
25 mmHg	26.4±1.34	26.8±0.84	25.6±0.55
50 mmHg	47.0±3.08	49.2±2.95	49.4±2.07
75 mmHg	60.6±3.44	62.0±2.92	62.6±1.95

図 6. 平坦プレートによる吸引モデル
圧測定の方法はポリウレタンフォームの下に扁平なカフを挿入し，これをドレープで密閉し吸引する．カフを動脈圧測定キットに接続してポリグラフにより圧測定を行った．

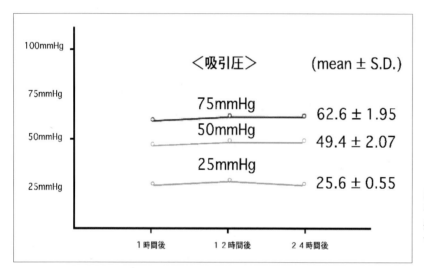

図 7.
平坦プレートによる機械的応力の経時的変化
Values are means±SD

3．組織の機械的応力

組織に機械的応力を加えると血管新生と組織増殖が起こることは，エキスパンダー法[9]や Ilizarov 骨延長法[10][11]などですでに応用されている反応である．NPWT において創部とドレープで囲まれた密閉空間に陰圧をかけることが本当に組織に機械的応力を加えることになるのか，また，吸引圧の程度と機械的応力の程度が同じであるのかについて明らかにすべく，模擬環境下における圧迫力の測定実験を行った．圧測定の方法は，ポリウレタンフォームの下に扁平なカフを挿入し，これをドレープで密閉して吸引し，カフを動脈圧測定キッ

トに接続してポリグラフにより圧測定を行った．これを平坦プレートによる吸引モデルとして，硬い平坦な金属上で V. A. C.® システムを行い，−25 mmHg，−50 mmHg，−75 mmHg の 3 種類の吸引圧をかけ，機械的応力の経時的変化を測定した（図6，表2）．その結果，カフに加わる圧力は，V. A. C.® システムにより吸引を開始した直後から計測でき，−25 mmHg，−50 mmHg 時においては，吸引圧とほぼ一致した値であり，−75 mmHg においては，−10〜−15 mmHg 低い値を示した．経時的変化はほとんど認められず，3段階の吸引力ともに一定の値を示した（図7）．

表 3. ラットによる実験結果

	1 時間後	12 時間後	24 時間後
25 mmHg	18.2±2.86	21.2±3.90	20.8±4.15
50 mmHg	21.0±2.0	25.6±4.77	27.2±3.03
75 mmHg	24.4±1.67	26.4±2.61	29.6±5.18

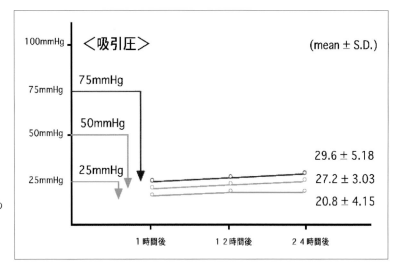

図 8.
ラットによる機械的応力の
経時的変化
Values are means±SD

さらにラットによる吸引モデルとして，ラットの背面上でNPWTを行い，−25 mmHg，−50 mmHg，−75 mmHgの3種類の吸引圧をかけ，機械的応力の経時的変化を計測した（表3）．その結果，吸引圧との差が広がるものの，吸引圧に比例して機械的応力も高い値を示した．経時的変化としては，24時間で若干増加傾向が見られたが，有意差は認められなかった（図8）．以上より，NPWTにおいては陰圧を加えることにより組織に機械的応力を加えることができ[12]，創の収縮力を活性化しているものと思われた．しかし，機械的応力は陰圧デバイスの装着する下床組織の柔軟性や生体であれば滲出液の量に影響されると考えられる．ラットモデルで示したように比較的低い陰圧設定で，応力が一定の治療レベル値が期待できる一方，金属モデルのように下床に骨の存在がある場合などでは，設定陰圧と同等の応力がダイレクトにかかり，局所の阻血を生じる可能性も考えられる．

付加する陰圧値と創収縮の相関

我々の臨床試験においては，全症例とも125 mmHgの吸引圧で開始したが，疼痛に対する感受性が症例毎に違うこと，吸引圧は50 mmHg〜125 mmHgの間で治療が継続できたことなどから考えて，症例毎に疼痛を感じない程度に吸引圧を調整して開始してもよいと思われた．また，吸引圧と治療効果の関係については，ラットを使った動物実験を行った．

1．吸引による創部の収縮効果

創面に陰圧を加えるNPWTでは，どの程度の陰圧が適当であり，陰圧の差により創部縮小効果に影響があるのかについて検討した（図9）．ラット背面の2.5×3.0 cm全層皮膚欠損創にV.A.C.®ポリウレタンフォームを置きドレープで被い陰圧を全くかけないコントロール群と，同じドレッシングを行った−125，−75，−50 mmHgの各陰圧群との4群に分けて皮膚欠損創の面積の経時的変化を測定し，比較検討した．体軸縦方向の長さに

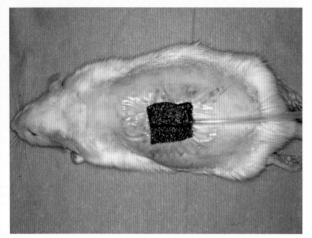

図 9. ラット背面の全層皮膚欠損創に VAC ポリウ
レタンフォームを置きドレープで被った状態

ついては，陰圧をまったくかけないコントロール
群が 2 週で有意な縮小を示さなかったのに対し，
陰圧をかけた各陰圧群では約 10 mm 縮小し，1 週
目より有意に縮小を示した．群間比較では－125，
－75，－50 mmHg の各陰圧群間には有意差がな
いものの，コントロール群との間には 1 週目より
すでに有意差を認めている（図 10）．体軸横方向の
長さについては，4 群すべてが 2 週で有意な縮小
を示した．群間比較では，1 週目でコントロール
群と－125，－75，－50 mmHg の陰圧をかけた各
陰圧群との間に有意差を認めたものの，2 週目で
は，すべての群で有意差を認めなかった（図 11）．
創部面積では，4 群すべてが 2 週目で有意な縮小
を示した．群間比較では－125，－75，－50
mmHg の陰圧をかけた各陰圧群間には有意差が
ないものの，陰圧を全くかけないコントロール群
との間には 1 週目よりすでに有意差を認めた（図
12）．これらのことより，創面に陰圧を加える
NPWT では，陰圧を－125，－75，－50 mmHg に
設定しても創部縮小効果に差がなく，同等の治療
効果があることが明らかとなった[13]．

2．各種創面に対する至適陰圧

V. A. C.® システムによる陰圧閉鎖療法は，米国
では 1995 年より 2,000 例以上の臨床治療が行わ
れ[14]，治療のプロトコールで陰圧を－125 mmHg
にセットするように指示されているため，我々も
同じ陰圧を用いてきたが，疼痛を訴える症例も認

められた．Morykwas ら[2]は，動物実験で NPWT
を行い，レーザードップラー血流計で創周囲の血
流量の変化を計測したところ，陰圧を加えること
により創周囲の血流量が増加し，－125 mmHg の
陰圧では，陰圧を加える前の 4 倍となり増加率が
最大であったと報告している．この報告が，米国
で行われている治療のプロトコールの根拠となっ
ている．ところが，前述したように，動物実験に
おいては陰圧を－125，－75，－50 mmHg に設定
しても創収縮効果に差がなく同等の治療効果があ
ることが明らかとなったため，患者の病態や疾患
に応じて最適な陰圧を設定する必要があると考え
ている．現在，我々が行っている各種創傷に対す
る成人の至適陰圧について述べる．ただし，小児
の設定陰圧は成人の至適陰圧より若干低めが推奨
される[15]ので注意が必要である．

1）－125 mmHg～

従来通り多くの創面に対しては，－125 mmHg
から治療を開始し，疼痛を誘発しない圧まで陰圧
を下げて治療することが望ましい．さらに心臓や
腹腔臓器などの重要臓器に近接して使用する場合
には－75 mmHg～－50 mmHg の低陰圧設定が推
奨される[16]．

2）－100 mmHg～－50 mmHg

虚血肢のデブリードマン後の潰瘍などは疼痛が
強いことが多いため，我々は，－125 mmHg から
ではなく，はじめから－100 mmHg から治療を開
始し疼痛を誘発しない圧まで徐々に陰圧を下げて
いくことが望ましいと考えている．また，SPP が
40 mmHg 未満の血行再建が不可能な虚血肢に対
して，－50 mmHg の陰圧閉鎖療法で潰瘍治療に
有効な結果が得られたとの報告もある[14]ように，
虚血肢に対しての至適陰圧は－100 mmHg～－50
mmHg が適当であると考えている．

3）－75 mmHg～－50 mmHg

局所陰圧閉鎖療法で植皮を固定する際の至適陰
圧は－100 mmHg～－75 mmHg が適正で，－50
mmHg だとずれ力に負ける可能性があり，－125
mmHg 以上だと過圧迫になる可能性があるとの

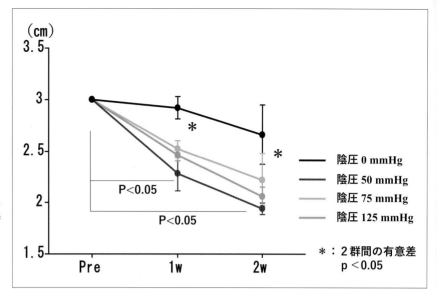

図 10.
ラット背面の全層皮膚欠損創に
おける体軸縦方向の長さの経時
的変化
Values are means±SE
＊＜0.05 from base line

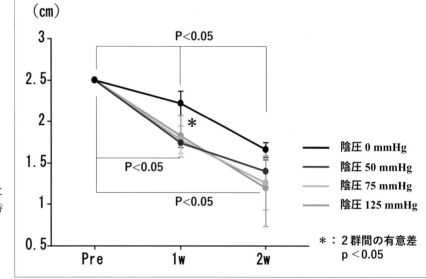

図 11.
ラット背面の全層皮膚欠損創に
おける体軸横方向の長さの経時
的変化
Values are means±SE
＊＜0.05 from base line

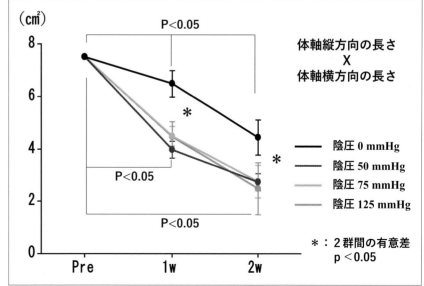

図 12.
ラット背面の全層皮膚欠損創に
おける創部面積の長さの経時的
変化
Values are means±SE
＊＜0.05 from base line

報告がある[17]．一方で橋本らは，乳児の前胸部への植皮片の固定に－50 mmHg で陰圧閉鎖療法を行い良好な結果が得られたと報告している[18]．我々の臨床経験から，－100 mmHg でも過圧迫になる症例も認めたため，植皮を固定する際の至適陰圧は－75 mmHg～－50 mmHg が適当と考えている．

4）－50 mmHg 以下

菱山らは手指全周性の深達性Ⅱ度熱傷創に対しポリエチレン手袋で手指を密封し，陰圧－50 cmH$_2$O（－36.8 mmHg）で持続陰圧を行い，約2週間で上皮化したと報告している[19]．これは V. A. C.® システムではなく胸腔ドレーン用持続陰圧器による代替治療であったが，手指や足趾等の全周性の密封状態での治療においては，疼痛の訴えのない－50 mmHg 以下が至適陰圧となると考えている．

5）－0 mmHg

NPWTi-d の低陰圧時の設定では一時的に大気圧と同等となり，陰圧は0となるフェーズが存在する．これにより洗浄液が停滞する可能性やNPWTi-d では浸漬フェーズでの組織の浸軟やリークが認められる．丸口らは従来のNPWTci と i-d の短所を克服すべく工夫している[20]．

間欠モードでは，低陰圧時の設定が0となることはないが，その陰圧変化の設定値は上記の陰圧と疼痛との関係に加え，圧変化の速度にも考慮が必要と思われる．

まとめ

その結果，NPWT の治療メカニズムは，① 吸引による創部の収縮効果，② 創部と滲出液中の各種サイトカインの生成，③ 組織の機械的圧力に対する反応といった諸因子が相互に関連した結果であると考えている[8]．

NPWTi-d は陰圧吸引と洗浄により感染に対処した新しい方法である．浸漬液が大気圧となった時の漏出が，臨床現場でたびたび認められる．滲出液の多い潰瘍に感染消退傾向が認められることか

ら，創面にドレナージ効果が持続的に発生するシステムの工夫が必要であろう．また間欠モードは疼痛のない範囲での intelligent な機械的反応の積極的発現の契機となる可能性を秘めている．陰圧変化の速度調整や設定値の検討が今後必要になる．

参考文献

1) Argenta, L. C., Morykwas, M. J.：Vacuum-assisted closure；a new method for wound control and treatment；clinical experience. Ann Plast Surg. **38**：563-576, 1997.
2) Morykwas, M. J., Argenta, L. C., et al.：Vacuum-assisted closure；a new method for wound control and treatment；animal studies and basic foundation. Ann Plast Surg. **38**：553-562, 1997.
3) 井砂　司ほか：皮膚潰瘍に対する陰圧創傷閉鎖法の治療効果．薬理と治療．**30**：311-317, 2002.
4) Isago, T., et al.：Negative-pressure dressings in the treatment of pressure ulcers. J Dermatol. **30**：299-305, 2003.
5) 井砂　司，佐々木健司：深達性創傷に対する陰圧閉鎖療法．医学のあゆみ．**218**：984-985, 2006.
6) 井砂　司ほか：【最新の創傷治療】VAC療法の創傷治癒効果．PEPARS．**16**：31-36, 2007.
7) 井砂　司ほか：1. 陰圧閉鎖法による創傷治療1）V. A. C. システムによる治療の実際．形成外科．**51**：S245-S249, 2008.
8) 井砂　司：陰圧閉鎖療法の創傷に及ぼす効果，そのメカニズムについて．形成外科．**53**：239-246, 2010.
9) Radovan, C.：Tissue expansion in soft-tissue reconstruction. Plast Reconstr Surg. **74**：482-492, 1984.
10) Ilizarov, G. A.：The tension-stress effect on the genesis and growth of tissues. Part 1；The influence of stability of fixation and soft-tissue preservation. Clin Orthop Relat Res. **238**：249-281, 1989.
11) Ilizarov, G. A.：The tension-stress effect on the genesis and growth of tissues. Part Ⅱ；The influence of the rate and frequency of distraction. Clin Orthop Relat Res. **239**：263-285, 1989.
12) Isago, T., et al.：Skin graft fixation with negative-pressure dressings. J Dermatol. **30**：673-678, 2003.

13) Isago, T., et al. : Effect of different negative pressures on reduction of wounds in negative pressure dressings. J Dermatol. **30** : 596-601, 2003.

14) Sjögren, J., et al. : Clinical outcome after poststernotomy mediastinitis ; Vacuum-assisted closure versus conventional treatment. Ann Thorac Surg. **79** : 2049-2055, 2005.

15) Baharestani, M., et al. : V. A. C. Therapy in the management of paediatric wounds : clinical review and experience. Int Wounds J. **6** : 1-26, 2009.

16) Kasai, Y., et al. : Application of low-pressure negative pressure wound therapy to ischaemic wounds. J Plast Reconstr Surg. **65** : 395-398,

2012.

17) Banwell, P. : V. A. C. Therapy Clinical guidelines ; A reference source of clinicians. 46-47, Medical Education Partnership Ltd, London, 2007.

18) 橋本麻衣子ほか : Negative pressure wound therapy を用いた乳児植皮術術後管理の経験. 熱傷. **40** : 86-90, 2014.

19) 菱山潤二ほか : ディスポーザブル手袋を用いて陰圧閉鎖療法を行った深達性手部熱傷の治療経験. 熱傷. **34** : 43-48, 2008.

20) 丸口勇人ほか : 既存の NPWTi-d システムへの一工夫〜局所的洗浄法を付加した1例〜. 創傷. **11** (2) : 58-64, 2020.

PEPARS No.167：10-18, 2020

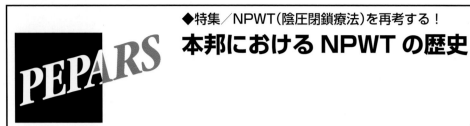

◆特集／NPWT（陰圧閉鎖療法）を再考する！

本邦における NPWT の歴史

島田　賢一*

Key Words：陰圧閉鎖療法（negative pressure wound therapy；NPWT），V. A. C.®，RENASYS®，PICO®，SNaP®，NPWTi-d，NPWTci，iNP（W）T

Abstract　　2010 年 4 月より本邦において保険診療による NPWT（陰圧閉鎖療法）が始まった．現在，局所感染および汚染の疑いのある難治性創傷の治療まで，適応が拡大され 8 機種が発売され使用されている．本邦における NPWT は褥瘡ポケット閉鎖の創傷管理法として看護分野から初めて報告され，褥瘡の治療法として普及し，その後様々な創傷に広く使用されている．2017 年には洗浄液を創内に周期的に注入，浸漬することにより創内の感染を抑制する NPWTi-d も使用可能となった．一方，本邦で独自に発展した創内を流水により洗浄する NPWTci も臨床で用いられている．現在，NPWTci と NPWTi-d が使用可能であるが，両者は相対するものではなく，創部の形状や状態に応じて使い分けるべきものと考える．外科領域では医療経済の面も考慮して，術後 SSI（Surgical Site Infection）を予防することが重要な問題となっている．この SSI 予防に対する NPWT が iNP（W）T である．切開創 SSI に対する NPWT 機器（iNP（W）T）の使用により切開創 SSI をさらに低減することが期待されている．

はじめに

　2010 年 4 月より本邦において保険診療による陰圧閉鎖療法（保険上の一般名称「陰圧創傷治療システム」）が始まった．当初は KCI 社の V. A. C. ATS® 治療システム（現 3M/KCI 社）のみが保険償還されていたが，2012 年 9 月からは RENASYS® 創傷治療システム（スミス・アンド・ネフュー社）も使用可能となった．また，外来での使用を主な目的とした単回使用陰圧創傷治療システムである SNaP® 陰圧閉鎖療法システム（センチュリーメディカル社，現在は 3M/KCI 社）が 2013 年 7 月から，そして PICO® 創傷治療システム（スミス・アンド・ネフュー社）が 2014 年 7 月から使用可能と

なった．そして 2018 年 8 月洗浄機能付き NPWT 機器である V. A. C. Ulta® 治療システム（3M/KCI 社）が使用可能となり，局所感染および汚染の疑いのある難治性創傷の治療に適応が拡大された．現在本邦では 2 社から 8 機種が発売され使用可能である（図 1-a，b）．

　本稿では NPWT の歴史について解説し，本邦で独自に発達した NPWT cotinuous irrigation（以下，NPWTci）について述べる．また今後発売される incisional Negative Pressure（Wound）Therapy（以下，iNP（W）T）についても言及する．

NPWT の歴史

　陰圧を用いた治療は何千年も前に当時の臨床医によって施行された治療であり決して新しいものではない．最も古い陰圧を利用した治療は 2,000 年前にアッシリアとバビロンで動物の角または長管骨を使用した cupping という方法で行われてい

---

*　Kenichi SHIMADA，〒920-0293　石川県河北郡内灘町大学 1-1　金沢医科大学形成外科，教授

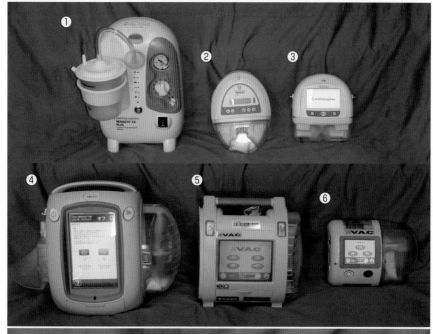

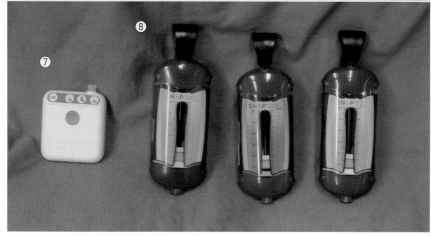

図 1.
a：本邦で使用可能な陰圧創傷治療システム
①RENASYS® EZ　　②RENASYS® GO　　③RENASYS® TOUCH
④V. A. C. ULTA®　　⑤ActiV. A. C.®　　⑥Info V. A. C.®
b：本邦で使用可能な単回使用陰圧創傷治療システム
⑦PICO® seven　　⑧SNaP®（125 mmHg，100 mmHg，75 mmHg）

た．その後，脊髄麻酔法を創始したドイツの外科医である Bier は吹出物，乳腺炎，関節の炎症を有する患者をガラスカップを用いて治療するために陰圧を使用した．この Bier の教え子であった Klapp は 1907 年ごろに初めて吸引ポンプを用いた治療を行った．それは 1 日に 1～2 回，5～10 分毎に間欠的に陰圧を負荷する方法であった．これらはいずれもカップによる皮膚への陰圧負荷であった．

創傷への陰圧負荷による初めての治療機器が，1942 年に Johnson JH により発明され特許が出願されている[1]．これらは新鮮創傷を陰圧下に置い

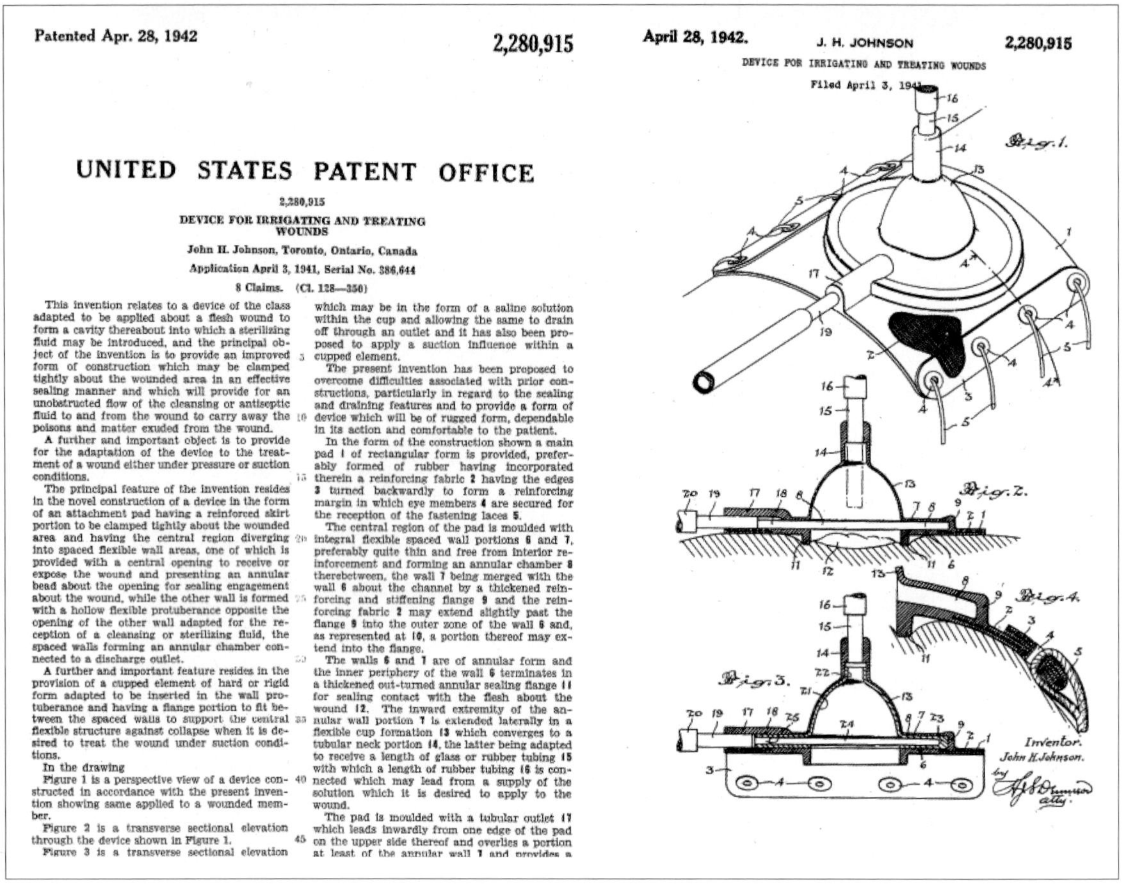

Patented Apr. 28, 1942 2,280,915

UNITED STATES PATENT OFFICE

2,280,915

DEVICE FOR IRRIGATING AND TREATING WOUNDS

John H. Johnson, Toronto, Ontario, Canada

Application April 3, 1941, Serial No. 386,644

8 Claims. (Cl. 128—350)

This invention relates to a device of the class adapted to be applied about a flesh wound to form a cavity thereabout into which a sterilizing fluid may be introduced, and the principal object of the invention is to provide an improved form of construction which may be clamped tightly about the wounded area in an effective sealing manner and which will provide for an unobstructed flow of the cleansing or antiseptic fluid to and from the wound to carry away the poisons and matter exuded from the wound.

A further and important object is to provide for the adaptation of the device to the treatment of a wound either under pressure or suction conditions.

The principal feature of the invention resides in the novel construction of a device in the form of an attachment pad having a reinforced skirt portion to be clamped tightly about the wounded area and having the central region diverging into spaced flexible wall areas, one of which is provided with a central opening to receive or expose the wound and presenting an annular bead about the opening for sealing engagement about the wound, while the other wall is formed with a hollow flexible protuberance opposite the opening of the other wall adapted for the reception of a cleansing or sterilizing fluid, the spaced walls forming an annular chamber connected to a discharge outlet.

A further and important feature resides in the provision of a cupped element of hard or rigid form adapted to be inserted in the wall protuberance and having a flange portion to fit between the spaced walls to support the central flexible structure against collapse when it is desired to treat the wound under suction conditions.

In the drawing

Figure 1 is a perspective view of a device constructed in accordance with the present invention showing same applied to a wounded member.

Figure 2 is a transverse sectional elevation through the device shown in Figure 1.

Figure 3 is a transverse sectional elevation which may be in the form of a saline solution within the cup and allowing the same to drain off through an outlet and it has also been proposed to apply a suction influence within a cupped element.

The present invention has been proposed to overcome difficulties associated with prior constructions, particularly in regard to the sealing and draining features and to provide a form of device which will be of rugged form, dependable in its action and comfortable to the patient.

In the form of the construction shown a main pad 1 of rectangular form is provided, preferably formed of rubber having incorporated therein a reinforcing fabric 2 having the edges 3 turned backwardly to form a reinforcing margin in which eye members 4 are secured for the reception of the fastening laces 5.

The central region of the pad is moulded with integral flexible spaced wall portions 6 and 7, preferably quite thin and free from interior reinforcement and forming an annular chamber 8 therebetween, the wall 7 being merged with the wall 6 about the channel by a thickened reinforcing and stiffening flange 9 and the reinforcing fabric 2 may extend slightly past the flange 9 into the outer zone of the wall 6 and, as represented at 10, a portion thereof may extend into the flange.

The walls 6 and 7 are of annular form and the inner periphery of the wall 6 terminates in a thickened out-turned annular sealing flange 11 for sealing contact with the flesh about the wound 12. The inward extremity of the annular wall portion 7 is extended laterally in a flexible cup formation 13 which converges to a tubular neck portion 14, the latter being adapted to receive a length of glass or rubber tubing 15 with which a length of rubber tubing 16 is connected which may lead from a supply of the solution which it is desired to apply to the wound.

The pad is moulded with a tubular outlet 17 which leads inwardly from one edge of the pad on the upper side thereof and overlies a portion at least of the annular wall 7 and provides a

April 28, 1942. J. H. JOHNSON 2,280,915

DEVICE FOR IRRIGATING AND TREATING WOUNDS

Filed April 3, 1941

図 2. Jhonson JH による NPWT 機器(文献 1 より引用)

て, 消毒水で洗浄し創内の壊死物を除去する装置とされている. 原理的にはほぼ現在と同様の NPWT 機器がすでに発明されていたことは驚きに値する(図 2). 1960 年以降, vacuum therapy と称してロシア人医師により創傷に陰圧を負荷し治療を行った論文が報告された. そして, 1980〜90 年にかけて, ロシアから感染創, 術後創傷に関する論文が数多く報告され, これら一連の報告は Kremlin papers と呼ばれている. Davydov らは, 744 患者をドレーン留置のみと陰圧付加の 2 グループに分けて検討している[2]. その結果, 陰圧付加群においては滲出液の減少, 細菌レベルの低下, 早期創閉鎖, 手術創感染の減少, そして入院期間の短縮, QOL の上昇を認めたとしている.

一方, 欧米においては 1989 年に Chariker と Jeter により現在の NPWT と同様の方法で創傷に陰圧を付加する方法が報告されている[3]. この方法は創内にガーゼとドレーンを留置, 周囲をフィルムでシールし閉鎖環境を作成して 60〜80 mmHg の陰圧を付加するもので, その概念もほぼ現在の NPWT と同じである. また, 1993 年にはドイツの Fleischmann により, 現在のポリウレタンフォームを用いた方法と同様の NPWT が報告されている[4]. これは, 15 例の骨折の患者の創傷内にポリビニールフォームとウレタンフィルムを用いて閉鎖環境を作りドレーンチューブをポリビニールフォーム内に留置し陰圧を負荷して治療し良好な結果を得ている. この論文が現在の NPWT の始まりと考えられる. その後の 1997 年の Argenta, Morykwas の VAC 論文が発表される[5](図 3). 「NPWT, VAC」のキーワードで PubMed による論文検索を行うと, その論文数は

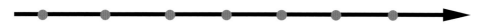

図 3. 陰圧を負荷した治療の timeline

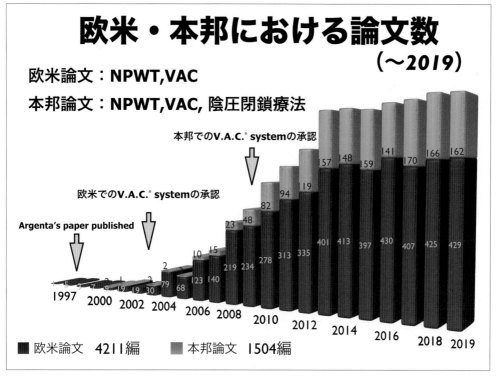

図 4. 欧米・本邦における論文数(～2019)
　Pubmed による検索(NPWT, VAC), 医学中央雑誌による検索(陰圧閉鎖療法,
NPWT, VAC), 欧米論文 4,211 編, 本邦論文 1,504 編が検索された.

1997 年の Argenta の VAC 論文, 2002 年の欧米で
の V.A.C.® システムの承認以降徐々に増加し,
2013 年以後は年間 400 編を数え, 2019 年までに
4,211 編となった(図 4).

本邦における NPWT

　本邦における NPWT は, 褥瘡ポケット閉鎖の
創傷管理法として看護分野から初めて報告され,
褥瘡の治療法として普及してきた[6)7]. 当時は,

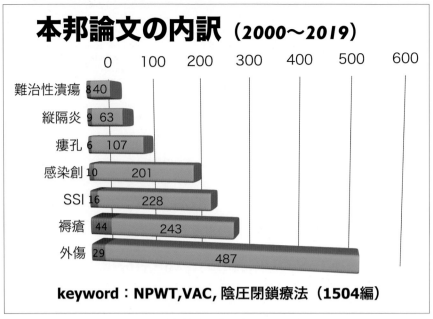

図 5. 本邦論文の内訳（2000～2019）
NPWT 機器が保険適用となる前は褥瘡に関する論文が多く見られた.

NPWT 専用機器がまだ使用できなかったため，既存の医療材料とベッドサイドの壁吸引装置や胸腔ドレナージ用の機器などを用いて施行されていた．医師の裁量権による治療であり，本来の目的ではない材料や機器を用いる点など医療安全の面でも問題を有しており，早く本来の医療機器としての NPWT の上市が望まれていた．

2019 年まで，本邦で報告された NPWT に関する論文は 1,504 編であった（図 5）．2000 年に褥瘡ポケットに対する治療法として初めての報告があった．2007 年から急に増加し，年間 150 編前後となった．論文の内訳を見てみると，初期のものは褥瘡の治療，管理に関する看護からの報告が多く，その後，難治性潰瘍，縦隔炎，外傷などの感染創を含む様々な創傷で用いられるようになってきている．本邦においてはまず，看護の分野で褥瘡ポケット閉鎖の創傷管理法として紹介され，その後褥瘡の治療として位置づけられ，認知普及してきたと言える．その結果を反映して，日本褥瘡学会「褥瘡予防・管理ガイドライン（第4版）」では，推奨度 C1 となっている[8]．

一方，形成外科領域において褥瘡以外では難治性潰瘍，外傷，植皮固定などの報告があった．また，外科領域からは Surgical Site Infection（SSI）に関連して NPWT の報告が増加してきた（図5）．そのような状況のなかようやく NPWT を本邦に上市するべく形成外科を中心とした治験が始まった．

本邦における NPWT の治験

本邦において，複雑性（開放性）創傷を対象とした V. A. C.® 創傷治療システム（NPWT-001 創傷治療システム）の多施設共同による既存対照試験が 2006 年 12 月から 2007 年 12 月に行われた[9]．本治験の目的は V. A. C.® によって，創傷の閉鎖日数がどの程度短縮されるかを検討し，その有効性を明らかにすること，従来の治療法と比較すること，そして安全性を検討することであった．本治験では慢性創傷は除外された．それは慢性創傷の定義が定まっていないこと，病因や病態が多岐にわたり分析が難しいと判断されたためであった．対象疾患は急性創傷，亜急性創傷または裂開創傷を含む外傷性創傷，あるいは術後創傷（潰瘍）とされた．治験デザインは当初無作為比較試験を検討し

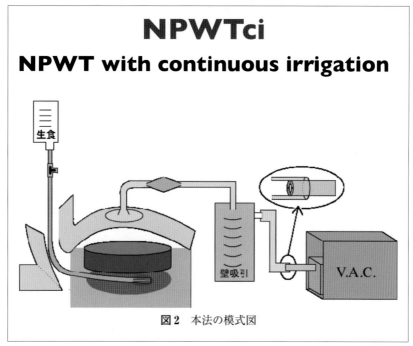

図 6. NPWTci(文献 12 より引用)

たが，V. A. C.® 群と対照群を無作為に割り付ける
ことが倫理的にも困難であること，同じ条件で比
較できる創傷の症例数が少ないことなどより，無
作為比較試験は困難と判断し，既存対照試験と
なった．既存対照群（ヒストリカルコントロール）
は過去の治療成績（カルテによる遡及的調査）と比
較した．V. A. C.® 群は 80 例，既存治療群を 127 例
と設定した．評価項目として二次治癒，または比
較的簡単な手術（植皮・縫合等）による創閉鎖が可
能と判断されるまでの日数で評価した．治療成績
は V. A. C.® 群および既存対照群の閉鎖日数の中
央値は V. A. C.® 群 15 日，既存治療群 39 日と V.
A. C.® 群において 24 日間有意に短縮された．

これらの治験の結果を受けて，2009 年 11 月に
医療機器製造販売承認（薬事承認）そして，2010 年
4 月には健康保険収載され，初めて本邦での臨床
使用が可能となった．

洗浄を付加した NPWT

米国においては 2003 年に創部を洗浄する機能
の付いた NPWT 機器（V. A. C. INSTILL®）が発売
された．創部の洗浄は抗生物質含有溶液や洗浄液

（ポリヘキサニド）が使用され，良好な結果が数多
く報告されている[10]．創部を洗浄することにより
通常の V. A. C.® が使い難い感染創にまで適応が
拡大した．本邦では 2007 年に清川らが胸骨骨髄
炎，硬膜外膿瘍などに対して既存の医療材料・機
器を用いて持続的に創部を洗浄し陰圧を付加す
る，創内持続陰圧洗浄療法（Intra-Wound Con-
tinuous Negative Pressure and Irrigation Treat-
ment；IW-CONPIT）を報告した[11]．持続的に創部
を洗浄することにより感染創においても NPWT
を施行することが可能となった．その後，SSI，慢
性潰瘍，褥瘡などにおける感染創および critical
colonization 創などに対して，独自の工夫による
洗浄を付加した NPWT が数多く報告された[12]．こ
の方法は既存の NPWT 機器に洗浄のための注入
カテーテルを追加し創内を持続洗浄する方法であ
り NPWT continuous irrigation（NPWTci）とも呼
ばれる[13]（図 6）．

一方，米国において新たな洗浄型 NPWT 機器
として，2011 年に V. A. C. ULTA® が発売された．
これは洗浄液を創内に周期的に注入，浸漬するこ
とにより創内の感染を抑制するもので NPWT

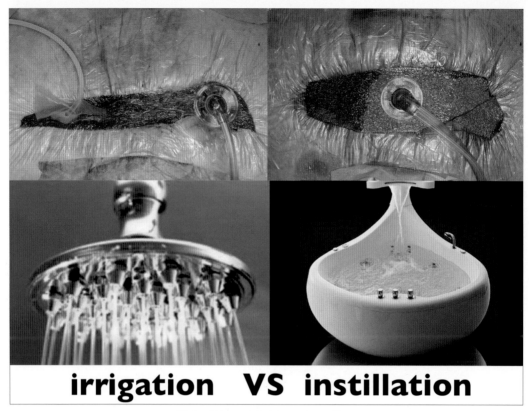

図 7. NPWTci と NPWTi-d の違い
その違いは「i-d つけ込み洗い，ci は流し洗い」と言える．

with instillation and dwelling(NPWTi-d)と呼ばれる．日本においては同機器は 2017 年に承認，販売された．現在，本邦で独自に発展した NPWTci と NPWTi-d が臨床で使用されている．その違いは「i-d はつけ込み洗い，ci は流し洗い」と言える（図 7）．両者は相対するものではなく，創部の形状や状態に応じて使い分けるべきものと考える[14]．その詳細については別稿で詳述する．

今後の NPWT

2010 年に初めて発売された V. A. C. ATS® 治療システム(3M/KCI 社)，2012 年に発売された RENASYS® 創傷治療システム(スミス・アンド・ネフュー社)以来，各社改良を加えながら様々な機種が発売されている（図 8）．現在は洗浄機能が付加された NPWT が臨床現場で主流となりつつあるが，今後あらたなコンセプトに基づく機器の登場が期待される．それが incisional Negative Pressure(Wound)Therapy(iNP(W)T)である．

外科領域では医療経済の面も考慮して，いかに術後 SSI を予防するかが重要な問題となっている[15]．この SSI 予防に対する NPWT が iNP(W)T である．これは胸部や腹部の縫合創に専用の NPWT 機器を設置し，縫合部の上から陰圧付加して創縁からの滲出液を吸収，局所の安静を図り SSI を予防する治療である．通常術後 1 週間施行し良好な結果が報告されている．本邦においては 2019 年 5 月に iNP(W)T 機器として，Prevena™(3M/KCI 社)が薬事承認され，現在保険承認待ちの状態である．

欧米においては SSI 発生リスクの低減を図る目的で NPWT が切開創に適用され，2016 年に WHO より発表された「SSI 予防に関する国際ガイドライン」では，軟部組織や皮膚損傷による組織灌流不全，血流の低下，出血している血腫，死腔，術中汚染を伴うハイリスクな手術切開部の閉鎖創に対し，NPWT 機器の使用を推奨している[16]．

本邦においても，「消化器外科 SSI 予防のため

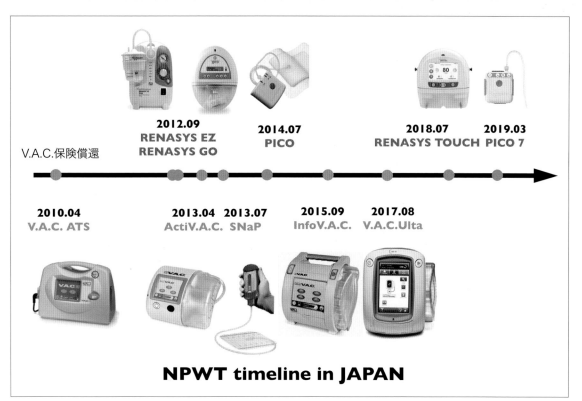

図 8. 本邦における NPWT 機器の発売

の周術期管理ガイドライン 2018」において，海外での研究報告をもとに切開創 SSI に対する NPWT の有用性を検証している[17]．消化器外科手術の一次創閉鎖創における NPWT は，「切開創 SSI を低減する可能性があるが，適応やコストを考慮する必要がある」として切開創 SSI に対する NPWT 機器の使用を推奨している．切開創 SSI に対する NPWT 機器の使用により切開創 SSI をさらに低減することが期待されている．

参考文献

1) Johnson, J. H, Toronto, Ontario, Canada：Device for irrigating and treating wounds. United States Patent Office, 2,280,915. Application April 3, 1941. Serial No. 386644.
2) Davydov, IuA., et al.：Concept of clinico-biological control of the wound process in the treatment of suppurative wounds using vacuum therapy. Vestn Khir Im I I Grek. **146**：132-136, 1991.
3) Chariker, M. E., et al.：Effective management of incisional and cutaneous fistulae with closed suction wound drainage. Contemp Surg. **34**：59-63, 1989.
4) Fleischmann, W., et al.：Vacuum sealing as treatment of soft tissue damage in open fractures. Unfallchirurg. **96**：488-492, 1993.
5) Argenta, L. C., Morykwas, M. J.：Vacuum-assisted closure：a new method for wound control and treatment：clinical experience. Ann Plast Surg. **38**(6)：563-576, 1997.
6) 真田弘美ほか：EBN 思考の褥創ケア ケースリポートを中心に 摩擦とずれ ポケットのある難治性褥創に陰圧閉鎖療法を試みる．ナーシング・トゥデイ．**15**：53-55, 2000.
7) 本田耕一：褥瘡ポケットの保存的治療 陰圧閉鎖療法．皮膚病診療．**23**：740-743, 2001.
8) 日本褥瘡学会 教育委員会 ガイドライン改訂委員会：褥瘡予防・管理ガイドライン(第4版)．褥瘡会誌．**17**(4)：487-557, 2015.
9) 波利井清紀，大浦武彦：日本における V. A. C. ATS 治療システムの治験成績．形成外科．**53**：655-662, 2010.

10) V. A. C. instill therapy—indications and technical applications. Abstracts of the First V. A. C. Instill Symposium. Heidelberg, Germany. November 21, 2008. Infection. **37**(Suppl 1)：3-45, 2010.

11) Kiyokawa, K., et al.：New Continuous Negative-Pressure and Irrigation Treatment for Infected Wounds and Intractable Ulcers. Plast Reconstr Surg. **120**：1257-1265, 2007.

12) 榊原俊介ほか：既存 NPWT デバイスを利用した限局的洗浄型 NPWT 法. 創傷. **7**(3)：110-117, 2016.

13) 榊原俊介ほか：洗浄を付加した各種 NPWT 法（NPWTci・NPWTi-d）の適正使用を目指して. 形成外科. **61**：1280-1282, 2018.

14) 島田賢一，浅田佳奈：「洗浄機能を有する NPWT の新展開」持続洗浄型 NPWT と間欠洗浄型 NPWT の使い分け　NPWTci と NPWTi-d. 形成外科. **62**：1095-1107, 2019.

15) 草地信也ほか：委員会報告　手術部位感染(SSI：Surgical Site Infection)が与える在院日数と直接医療費への影響の調査研究. 日外感染症会誌. **7**(3)：185-190, 2010.

16) WHO：Global guidelines on the prevention of surgical site infection 2016.

17) 日本外科感染症学会 消化器外科 SSI 予防のための周術期管理ガイドライン作成委員会：消化器外科 SSI 予防のための周術期管理ガイドライン 2018. 177-180, 診断と治療社, 2018.

PEPARS　No.167 : 19-24, 2020

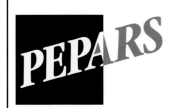

◆特集／NPWT（陰圧閉鎖療法）を再考する！

洗浄を付加した NPWT

1）創内持続陰圧洗浄療法（IW-CONPIT）

守永圭吾[*1]　　清川兼輔[*2]

Key Words：創内持続陰圧洗浄療法（Intra Wound Continuous Negative Pressure and Irrigation Treatment；IW-CONPIT），局所陰圧閉鎖療法（negative pressure wound therapy；NPWT），持続洗浄療法（continuous irrigation），感染創（wound infection）

Abstract　　感染を伴う創傷治療においては，安全に管理しつつ感染をいかに早く改善させるかが重要である．また，患者および医療スタッフに与えるストレスや負担とともに医療経費をいかに抑えるかも非常に重要な問題点の 1 つである．感染が重症化するほど生命の危険があるうえ，感染が沈静化し創治癒に至るまで長期化することも多く，その治療に極めて難渋する．さらに，骨髄炎の拡大および腸管や心臓・大血管などの重要臓器の露出を合併すると，その治療はさらに困難なものとなる．我々は，すでに感染創や難治性潰瘍に対する創内持続陰圧洗浄療法（Intra Wound COntinuous Negative Pressure and Irrigation Treatment；IW-CONPIT）の有用性について数多くの報告をしてきた[1]～[5]．本稿では，IW-CONPIT の開発までに至った背景とその後の変遷について述べるとともに，効率的な IW-CONPIT の方法とその応用について報告する．

背　景

1．NPWT の経験

　我が国は高度経済成長によって 1950 年代より急激に大きく発展した．同時に医療界も大きく変化し，それまで治療が困難な疾患に対しても多くの治療法が開発され，我が国は世界で有数の長寿国となった．食事は欧米化し，電化製品は大きく成長を遂げ，それまでの生活スタイルは大きく変化してきた．その反面，動脈硬化による下肢潰瘍や寝たきりによる褥瘡の増加などが社会問題となっている．そのため，それぞれの問題点の解決を目的として，全国学会や地方会が立ち上げられた．

　当科にも多くの皮膚潰瘍患者が紹介され，その中でも下肢潰瘍や褥瘡などの難治性潰瘍が多くのウェイトを占めていた．これらの処置では連日のデブリードマンのみならず，感染が高度なほど頻

回の洗浄処置によって感染のコントロールを行うことが必要であった．その結果，患者さんや家族だけでなく，医療従事者の負担とそれに伴う医療費負担は大きなものであった．

　これらに対して難治性潰瘍の治療における新しいブレークスルーが必要と考え，2001 年に我が国で発売になる前の局所陰圧閉鎖療法機器，V. A. C.[®] system（KCI 社，アメリカ）を当科で取り入れた．それまで V. A. C.[®] system を難治性潰瘍の治療に使用した報告は少なく，特に我が国では本法を使用した治療法は全く普及していなかった．井砂ら[6]によって褥瘡に対する治療効果は非常に高いことが報告され，当科でも，骨にまで達した仙骨部褥瘡に用いてよい結果を得ることができた[7]．V. A. C.[®] system の治療効果としては，① 余分な滲出液を排出することによる適度な湿潤環境の保持，② 陰圧の物理的作用による局所循環の改善と良性肉芽の増生，③ 創全体の縮小効果などがあり，それらの総合的な効果によって創全体が改善されることが確認された．さらに，④ 創部処置の回数が減らせることで，患者負担とともに医療

* *1* Keigo MORINAGA，〒830-0011　久留米市旭町 67 番地　久留米大学形成外科・顎顔面外科，准教授
* *2* Kensuke KIYOKAWA，同，教授

従事者の負担を軽減できることも確認された.

2．NPWT の問題点

しかし，この V. A. C.® system を使用した経験からいくつかの本治療法の問題点が判明した．第1の大きな問題点は，感染のコントロールができず感染創では本法を用いることが困難という点であった．報告した症例でも感染が重度で，治癒に至るまで154日を要した[7]．以前の治療法と比べるとそれでも創の治癒が得られたことは特筆すべきことではあった．しかし，創の汚染によって特に初期はほぼ毎日のポリウレタン VACPAC（スポンジ）の交換を必要とした．また，スポンジ交換の際にはスポンジよりの悪臭が認められ，そのたびに追加のデブリードマンと洗浄処置が必要であった．以上のことから，感染創での V. A. C.® system の使用には疑問が残った．

第2の問題点は，治療にかかるコストが高額なことであった．当時 NPWT は保険対象外であったため，1回のスポンジ交換にかかる費用は1万円を超えていた．筆者らが2004年に報告した症例は，胸部大動脈瘤術後の脊髄障害による合併症から生じた2次的な褥瘡であったため，退院されるためには病院としてその治癒が必要条件であった．そのため，病院からの持ち出しも致し方ない状態であった．

第3の問題点は，エアーリークであった．初期の V. A. C.® system では，スポンジ内に吸引チューブが直接挿入されており，フィルムドレッシング材でスポンジだけでなく吸引チューブも覆う必要があった．報告した症例では対麻痺から膀胱直腸障害が生じていたため，吸引チューブの隙間から生じるエアーリークによって創全体が尿や便汚染の危険にさらされた．筆者らはそのたびに治療を中断し，エアーリーク部の補修あるいはスポンジ全体の交換を行った．

治療法の変遷

前述の問題点を踏まえ，清川ら[1]が新たに開発したのが創内持続陰圧洗浄療法（IW-CONPIT）である．開発の段階で，それぞれの問題点に対して以下のアプローチを行った．

1．感染に対する解決法

創傷治癒に関わる細胞が湿潤環境を好むのと同じく，細菌も湿潤環境を好む．したがって，宿主と細菌の均衡が崩れ細菌が明らかに優勢な場合には，湿潤閉鎖療法を行うと遂に細菌感染を増強することになる．すなわち，NPWT を感染創に用いると，感染が悪化し創傷治癒をさらに遷延化する危険性がある．感染創の治療の基本は，その菌量をできる限り減らすことである．このためには，十分なデブリードマンと頻回の洗浄によって，壊死組織や異物および創内の細菌を可及的に排除することが重要である．市岡ら[8]の報告によると，創内の細菌数は創洗浄後12〜24時間で元の70〜90％にまで回復する．したがって，高度な感染創では最低でも1日に2〜3回以上の洗浄が必要となる．一方，以前より整形外科領域では，四肢の難治性骨髄炎に対して創内を24時間持続的に生理食塩水で洗浄する治療が行われてきた[9]．24時間持続的に洗浄する方法は細菌に再増殖する機会を与えないため，感染創に対して合目的で非常に効果的な方法である．以上のことから，筆者らは局所陰圧閉鎖療法と持続洗浄療法を同時に行う方法として創内持続陰圧洗浄療法（IW-CONPIT）を開発した[1]．

2．IW-CONPIT を行う際の装置や費用に対する解決法

持続的に吸引できる医療機器は数多く存在する．最も一般的なのは，中央配管による吸引システムである．しかし，このシステムを NPWT で利用する際の問題点は，治療中の患者はチューブにつながれた状態となり，ベッドから離れなくなることである．チューブの長さを長くすることで行動範囲を若干広げることはできるが，チューブが長くなればなるほど，チューブ内にたまった洗浄液や滲出液などによって陰圧が一定にならない．

多くの病院に常備されている吸引器として，メラサキューム®（泉工医科工業社，東京）がある．この吸引装置は，気胸の治療や胸腹部術後の体外ドレナージの際に一般的に使用されている．吸引圧は最大でも $-50\,cmH_2O$（$-36\,mmHg$）と既存のNPWT 機器に比べ若干低いが，経験上遜色ない結果が得られている．さらに，血行があまりよくな

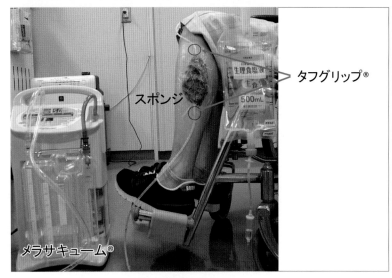

図 1.
創内持続陰圧洗浄療法

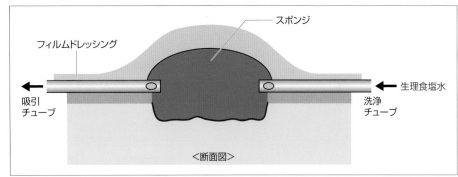

図 2.
創内持続陰圧洗浄療法
シェーマ

い組織や出血傾向のある潰瘍および吸引圧によって疼痛が誘発される症例などでは，低い陰圧での調整が可能な本装置は効果的であると思われる．

スポンジについては，医療材料である創傷被覆材やドレッシング材を利用する報告が散見される[10]．しかし，これらの材料は高価であり，これらを使用すると医療経済的には大きな負担となる．一方，身の回りにあるスポンジとしては，台所用や洗車用などが多くあり，これらのスポンジは非常に安価に入手しやすい．ただし注意点として，これらを使用するには滅菌する必要があり，滅菌の耐熱温度に耐えられる素材が必要である．滅菌によって変性したスポンジは硬さや可塑性が低下するだけでなく，多孔体の性質が崩れることで治療効果が低下する．さらに医療材料でないため，患者の同意や倫理委員会の承認が必須である．

3．エアーリークに対する解決法

エアーリークが最も生じやすいのは，皮膚とフィルムドレッシングの間に生じる隙間であり，

吸引チューブの挿入部に生じる隙間が特に多い．また，殿溝や関節部位など皮膚の凹凸や動きが多い場所もエアーリークが生じやすい．小山ら[10]は植皮の固定に NPWT を利用しよい結果を得ているが，その際エアーリーク防止策として義歯安定剤のタフグリップ®（小林製薬，大阪）を使用している．我々も同様にその義歯安定剤を使用することで，エアーリークの頻度は格段に低下した．

以上の問題点と解決法を踏まえ，我々は IW-CONPIT の装置として，吸引器にはメラサキューム®を，スポンジには滅菌した汎用のスポンジを，エアーリークには義歯安定剤タフグリップ®を利用している．このようにして我々は，感染創に対する治療法として持続洗浄と NPWT の利点を組み合わせた本法を開発し，感染を伴う数多くの難治性創傷に対して臨床応用してきた（図1, 2）．それらの IW-CONPIT の治療法の詳細については，「創内持続陰圧洗浄療法マニュアル」[11]を是非参照いただきたい．

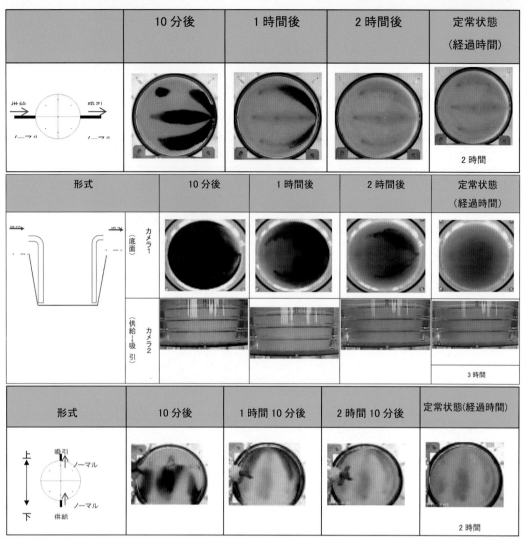

	10 分後	1 時間後	2 時間後	定常状態 （経過時間）
供給 → 吸引 ノーマル　ノーマル				2 時間

形式	10 分後	1 時間後	2 時間後	定常状態 （経過時間）
	カメラ1 （底面）			
	カメラ2 （供給→吸引）			3 時間

形式	10 分後	1 時間 10 分後	2 時間 10 分後	定常状態(経過時間)
上 吸引 ノーマル ノーマル 供給 下				2 時間

図 3. 効率的な IW-CONPIT
a：浅い創モデルケース　　　b：深い創モデルケース　　　c：重力による洗浄液の流れの検証

効率的な IW-CONPIT

　IW-CONPIT を行ううえで，どのような洗浄方法が最も有効かについては十分な検討がなされておらず，本法を開発した我々自身も明確な指針がないまま用いていた．特に洗浄側と吸引側の 2 本のチューブ間で洗浄液が短絡するなどの問題点が指摘され，創全体がくまなく洗浄されているかについては数多くの不明点があった．このため，我々は形の異なる創のモデルと創内持続陰圧洗浄療法実験装置を作成した．これを用いてスポンジ内に置いた墨汁の流れを見ることで，洗浄チューブと吸引チューブの最適な留置位置とチューブの種類

についての基礎実験を行い，最も洗浄効率の高い方法を検討し報告した[12]．

1．浅い創モデルケース

　先端の 1 か所のみに穴のあいたチューブを吸引チューブと洗浄チューブの両方に用い，それらの先端を創の対角線上の両端に留置する形式，すなわち洗浄と吸引を創の両端の点と点で行うことで，創全体に対する最も高い洗浄効果が得られた（図 3-a）．

2．深い創モデルケース

　深い創でも，同様に先端のみが開いているチューブを洗浄と吸引チューブの両方に使用し，その先端を創底面近くの対角線上の両端に留置す

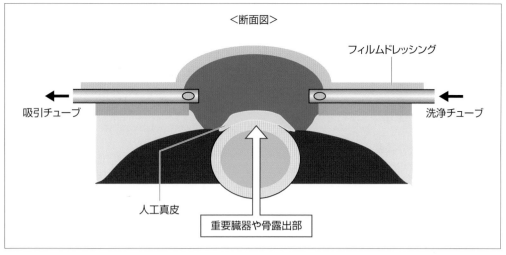

 の下に配置 —

図 4. IW-CONPIT と人工真皮の併用療法

る形式が創底面の洗浄効果において最も効率的であった．したがって，縦隔炎や膿胸などの深い創ではこの形式を使用するようにした(図3-b)．

3．重力による洗浄液の流れ

患者が立位や座位をとった場合，重力と逆行する形で洗浄を行うことが効率的であった．しかし，重力に逆らって洗浄液を上方に吸い上げることが必要であることから，患者が立位や座位をとった場合は，その分，陰圧を強くすることが必要であった(図3-c)．

IW-CONPIT の応用

感染した骨や腱および腸管や大血管などの重要臓器の露出した部位では，その上に肉芽の増生を図るために，多数の小孔を開けた人工真皮を貼付したうえで本法を行った．これにより，IW-CON-PIT で用いるスポンジが直接腸管や大血管に接することによる腸瘻の発生や血管の破綻による大出血を回避できるだけでなく，同時にそれらの上に肉芽の増生を図ることができた[3)4)]．一方，人工真皮も異物の1つであり，創傷治癒の原則では感染創に用いるのは禁忌である．本法は，持続的に洗浄することでこれを可能にした(図4)．これは，創傷治癒における1つの大きなブレークスルーになると考えられる．

NPWTi-d との違い

2017 年より我が国でも最新の NPWT 治療システム V. A. C. ULTA®(KCI Co., Ltd.)が保険収載され，感染症例にも使用が可能となった．本品は，NPWT に使用される従来の陰圧治療システムに，間欠的に生理食塩水を自動注入するシステムである．一定時間フォーム材を生理食塩水で浸漬させた後その生食水を吸引し，局所的に陰圧をかけることを繰り返すことで，創傷管理を行う装置である．このように創面への陰圧付加と休止を繰り返すことで，その機械的刺激によって持続的に陰圧を付加するよりも肉芽の状態がより改善されるとの報告がある[13)]．本装置はこの理論をもとに開発されたもので，我が国でもその有効性が報告されている[14)]．一方 IW-CONPIT は，陰圧付加と洗浄を持続的にしかも同時に行う方法である．感染創で感染を確実にコントロールするにはまず細菌に再増殖するチャンスを与えないことが最も重要である点を考慮すると，持続的に洗浄する方が感染のコントロールには適していると考えられる．IW-CONPIT によって感染が早期に沈静化されてくると，ある時点から同時に行っている局所陰圧閉鎖療法(NPWT)の効果が自然と発揮され，wound bed preparation(WBP)が開始されることになる．感染創においてNPWTによるWBPがど

の時点で開始されるかを人間の眼によって正確に判断することは不可能である．それが自然に行える本法は極めて合理的な方法であると考えられる．

今後の課題

NPWT に持続的な洗浄を併用した IW-CON-PIT の開発によって，創傷の早期治癒を実現しただけでなく，創傷を安全かつ合理的に管理することを可能にした．一方，本法や NPWTi-d はまだ新しい創傷管理の様式であり，陰圧が物理的に組織に及ぼす効果，至適陰圧，フォーム材の材質，また有効な洗浄経路などについて未解明の部分が多い．本法をより効果的に行うために，今後の基礎的実験等による研究成果が待たれる．

参考文献

1) Kiyokawa, K., et al.：New continuous negative-pressure and irrigation treatment for infected wounds and intractable ulcers. Plast Reconstr Surg. **120**：1257-1265, 2007.
2) 守永圭吾ほか：【洗浄機能を有する NPWT の新展開】創内持続陰圧洗浄療法（IW-CONPIT）と人工真皮の併用療法の有用性．形成外科．**62**：1120-1126，2019.
3) Morinaga, K., et al.：Results of intra-wound continuous negative pressure irrigation treatment for mediastinitis. J Plast Surg Hand Surg. **47**：297-302, 2013.
4) Morinaga, K., et al.：Treatment of abdominal surgical wound dehiscence with bowel exposure and infection：using intrawound continuous negative pressure, irrigation, and application of artificial dermis. Ann Plast Surg. **82**：213-217, 2019.
5) 井野　康ほか：【陰圧閉鎖療法の理論と実際】当科における慢性膿胸に対する治療戦略．PEPARS. **97**：72-78, 2015.
6) 井砂　司ほか：皮膚潰瘍に対する陰圧創傷閉鎖法の治療効果．薬理と治療．**30**：311-317, 2002.
7) 守永圭吾ほか：Vacuum Assisted Closure（V. A. C.）による重度仙骨部褥瘡（Ⅳ度）の治療経験．日形会誌．**24**：804-808, 2004.
8) 市岡　滋ほか：創洗浄における簡易局所シャワーの有用性．褥瘡会誌．**3**：32-37, 2001.
9) Goldman, M. A.：A new approach to chronic osteomyelitis. Am J Orthop. **2**：63-65, 1960.
10) 小山明彦ほか：Negative-pressure dressing を用いた植皮の管理　簡便性と経済性の向上．形成外科．**43**：909-914, 2000.
11) 清川兼輔ほか：創内持続陰圧洗浄療法マニュアル　感染創がこんなに早く治る⁉．克誠堂出版, 2018.
12) 守永圭吾：創内持続陰圧洗浄療法における洗浄効率についての実験的研究．久留米医会誌．**75**：361-373，2012.
13) Morykwas, M. J., Argenta, L. C., et al.：Vacuum-assisted closure：a new method for wound control and treatment：animal studies and basic foundation. Ann Plast Surg. **38**：553-562, 1997.
14) 中道美保ほか：当院での感染創に対する NPWTi-d の治療経験．日形会誌．**39**：595-603，2019.

形成外科領域雑誌　ペパーズ

PEPARS

No.159
2020年増大号

外科系医師必読！
形成外科基本手技30
—外科系医師と専門医を目指す形成外科医師のために—

編集／大阪医科大学教授　上田晃一

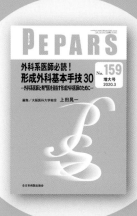

PEPARSのあの大ヒット特集が帰ってきました！
内容が**3倍**になって大幅ボリュームUP！
形成外科手技の **A to Z** を網羅した大充実の1冊です。

2020年3月発行　B5判　286頁
定価5,720円（本体価格5,200円＋税）

さらに詳しい情報と
各論文のキーポイントは
こちら！

全日本病院出版会
〒113-0033　東京都文京区本郷 3-16-4　Tel：03-5689-5989
www.zenniti.com　　　　　　　　　　　　　　Fax：03-5689-8030

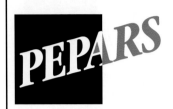

◆特集／NPWT(陰圧閉鎖療法)を再考する！

洗浄を付加した NPWT

2）NPWTci を用いた治療の実践

木谷慶太郎[*1]　榊原俊介[*2]

Key Words：持続洗浄型陰圧閉鎖療法(NPWTci)，陰圧閉鎖療法(NPWT)，人工物(artificial implant)，持続洗浄(continuous irrigation)

Abstract　陰圧閉鎖療法により創傷治療は大きく進歩したが，特に人工物感染は未だ治療困難である．人工物の汚染に対して洗浄が大きな意味を持つ．現在では洗浄を付加した NPWT 機器として NPWTi-d が利用できるが，本邦では洗浄液として生理食塩水しか使うことができず，海外とは医療環境が異なる．我々は陰圧閉鎖療法に持続洗浄を付加する NPWTci を導入し，汚染された人工物のある創傷でも良好に感染を制御しているが，NPWTi-d と NPWTci は洗浄方法が異なるため，代替されるものではなく使い分けを要する．デブリードマンできない組織や除去・再置換不可能な人工物がある創傷において NPWTci は有用である．

はじめに

洗浄を付加する陰圧閉鎖療法の歴史は1983年に遡る．Svedman ら[1]は下肢に生じた潰瘍に対して閉鎖式持続洗浄法として片側から洗浄液を送り，対側から持続的吸引を行うことで良好な治療成績を得た．ただし，その当時は NPWT の概念はなく，陰圧付加は洗浄液の回収効率向上を目的にされたようであるが，その際に付加された陰圧は現在の NPWT で行われる陰圧に近く，治療成績には持続的な洗浄と陰圧が関与した可能性が高い．

本邦では Kiyokawa ら[2]がメラサキュームを用いた創内持続陰圧洗浄療法(IW-CONPIT)を開発

*1 Keitaro KITANI，〒651-0086　神戸市中央区磯上通3丁目1-13　エルグレース神戸三宮タワーステージ1F　西記念 神戸アカデミアクリニック，院長/神戸大学大学院医学研究科形成外科学
*2 Shunsuke SAKAKIBARA，〒673-8558　明石市北王子町13-70　兵庫県立がんセンター形成外科，医長/神戸大学大学院医学研究科形成外科学，客員准教授

し洗浄機能を付加した NPWT の礎となった．一方で，患者体位や，陰圧閉鎖療法として推奨される陰圧よりも低圧に留まることに問題があった．我々はこれらを克服したシステムを開発し治療に用いてきたが，洗浄機能を付加した機器として使用可能な NPWTi-d(NPWT with instillation and dwelling)が本邦でも導入され，それと区別するため我々のシステムを NPWTci(持続洗浄型 NPWT：NPWT with continuous irrigation)と称した[3]．本稿では筆者らが行っている NPWTci を用いた治療の実践を供覧し，NPWTci の有用性および NPWTi-d との差異について述べる．

NPWTci

1．システム構築

我々が行っている NPWTci の手順は榊原らの文献[4,5]を参照いただきたい．ドレッシング材は症例により使い分けており，手洗いスポンジを加工した手製のフォームや，NPWT 用製品キットを使用している．重要構造物や脆弱な組織がある場合や創部が起伏に富み複雑な形状の場合は RENA-SYS® コットンフィラーを使うことが多いが，そ

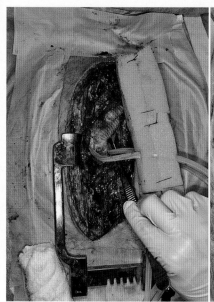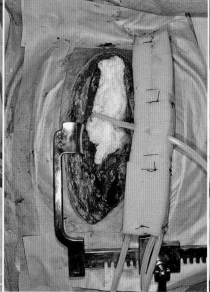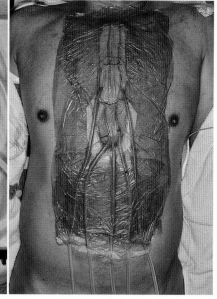

図 1. 症例 1：人工血管が露出した縦隔炎症例

　a：最も汚染が強かった人工血管吻合部に洗浄チューブの先端を置いた．人工血管背側を洗浄
　　 して背側の肉芽形成を促す戦略
　b：人工血管周囲を RENASYS® コットンフィラーで覆い，浅部は手製のフォームを使用した．
　c：洗浄チューブ 3 本，吸引チューブ 2 本でシステム構築した．

の場合でもフォーム状ドレッシング材と併用することが多い．洗浄チューブは汚染が強い部分を中心に設置するが，どの部分から肉芽形成を促すか戦略を立てて洗浄部位を決定する．吸引元は真空配管もしくは NPWT 機器を用いる．ADL が保たれた患者であれば NPWT 機器を使用することで移動が可能となるため患者のストレスを軽減できる[5]．

2．NPWTci 交換

　通常の NPWT と同様に 3〜4 日毎の NPWTci 交換を推奨する．交換の際に適宜デブリードマンを行い，人工物があれば，主科との綿密なディスカッションの上で可能であれば除去および再置換を行う．再建可能な状態になるまで NPWTci 交換とデブリードマンを繰り返す，または創の汚染がなくなれば NPWT へ変更やその他の保存的治療に切り替える．NPWTci は洗浄用のチューブを創面に置くため，チューブが創傷治癒の妨げになってしまう．このため，洗浄の必要がないフェーズに至ればその他の治療に切り替える方がよい．

NPWTci 使用例

症例 1：縦隔炎症例

　大動脈解離に対して人工血管置換術が施行されたが，術後 10 日目に創部から排膿を認めた．開創すると縦隔内に膿汁貯留があり，人工血管や吻合部のフェルトは膿汁で汚染されていた．可及的にデブリードマンを行い，NPWTci を行った．主科と綿密なディスカッションを重ねた結果，全身状態の面から人工血管再置換は困難であり，人工物は留置したままで治療を継続することとなった．創面は複雑な形状を呈しており，人工血管吻合部は脆弱かつ心血管が露出した創であるため，深部に RENASYS® コットンフィラーを使用し，浅部には肉芽形成を促進する目的でフォーム状ドレッシング材を使用した（図1）．陰圧は−75 mmHg に設定し，汚染が強い初期は洗浄チューブ 3 本を留置し各 100 ml/hr で洗浄を行い，後に洗浄チューブ 2 本，各 100 ml/hr に減量した．患者はベッド上安静のため吸引元は真空配管を用いた．NPWTci を継続し良好な創傷管理ができ，人工物を除去することなく再建に至り治癒を得た．

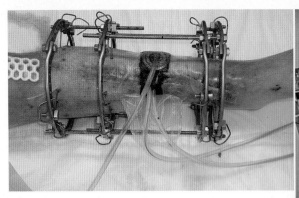

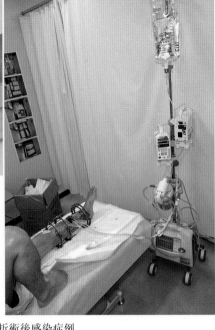

図 2. 症例 2：脛骨・腓骨骨折術後感染症例
a：洗浄チューブ 2 本，排液チューブは NPWT 用製品キット付属の連結
チューブを使用
b：吸引元を NPWT 機器とし，システムをガートル台に設置した．
NPWTci 治療を行いながら移動を可能にした．

症例 2：脛骨・腓骨骨折術後感染症例

脛骨・腓骨骨折に対して骨接合術が施行された
が，骨癒合を認めず創痕が潰瘍化した．骨髄炎の
診断で整形外科医により病巣掻爬，抗菌薬含有骨
セメントが留置され NPWT が導入されたが，治
癒を得られず形成外科に診察依頼があった．人工
物感染および骨髄炎残存と診断し，可及的にデブ
リードマンを行い，NPWTci を施行した（図 2-a）．
全身状態は良好で ADL は保たれていたため，吸
引元を NPWT 機器とすることで NPWTci 治療を
行いながらも患者の移動を可能にした（図 2-b）．
陰圧は −125 mmHg に設定し，洗浄チューブ 1〜
2 本で各 50 ml/hr で洗浄した．創は良好な肉芽形
成を認め，再建に至り治癒を得た．

症例 3：背部放射線潰瘍症例

腎癌（Stage Ⅳ）の骨転移に対して後方椎体間固
定術と放射線照射を受けた後，背部の手術痕が潰
瘍化した．徐々に潰瘍は拡大し，インプラントが
露出した．整形外科医と綿密なディスカッション
を行った結果，インプラントの抜去や再置換は硬
膜損傷の可能性が高く不可とされた（図 3-a）．一

方で放射線性潰瘍に加えて腫瘍が残存するため保
存的には治癒を得ることも困難であり，在宅管理
が可能な状態にすることを目的に治療を進めた．

当初 NPWTi-d を使用したが，洗浄液が多く必
要（1 回 300 ml 程度必要）であったこと，洗浄には
腹臥位が効果的と考えられたが疼痛のため腹臥位
になれず妥協点として側臥位で管理したが洗浄液
のリークが多発し NPWTi-d は継続できなかっ
た．このため NPWTci に変更して創管理を行った
（図 3-b）．硬膜露出があり損傷のリスクがあった
ため露出部にトレックス®-C を置きドレッシング
材が直接接触しないようにし，陰圧は −75
mmHg に設定，洗浄チューブ 2〜3 本を留置し，
各 100 ml/hr で洗浄を行った．NPWTci を継続し
た結果，大部分のインプラントは肉芽に覆われ，
在宅管理が可能な状態になった．

症例 4：非吸収性フィラーによる豊胸術後感染
症例

豊胸目的に他院美容外科で非吸収性フィラーに
よる豊胸術を受け，特に問題はなかったが，非吸
収性フィラーの危険性が報道されたため除去を希

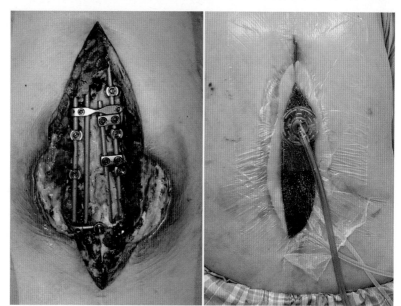

a | b

図 3.
症例 3：背部放射線潰瘍症例
　a：抜去不可能なインプラントが露
　　出，一部で硬膜の露出あり
　b：洗浄チューブ 2 本，排液チューブ
　　は NPWT 用製品キット付属の連結
　　チューブを使用

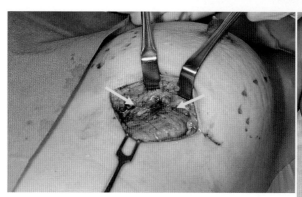

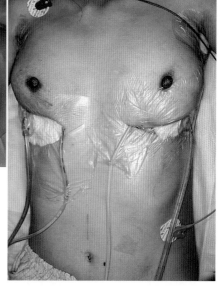

a | b

図 4. 症例 4：非吸収性フィラー感染症例
　a：フィラー（矢印）が周囲組織に固着し全てを除去することは不可能
　b：フォームでは疼痛が強く，疼痛緩和のため RENASYS® コットンフィ
　　ラーを使用して両側乳房で NPWTci を行った.

望した. 除去術の数日後から排膿を認め連日処置
を受けたが改善せず，当院形成外科・美容外科に
紹介となった.
　皮膚・乳腺・大胸筋など広範囲にフィラーを認
め，フィラーのみを除去することは不可能であ
り，かつ機能的にも整容面でも大きな障害を残す
ため全ての組織を除去することも不可能であった
（図 4-a）. 感染制御のため NPWTci を導入し，適

宜デブリードマンを行う方針とした. フォーム状
ドレッシング材で開始したが，交換時の疼痛が強
く継続困難であったため，疼痛緩和を目的に
RENASYS® コットンフィラーに変更した. 陰圧
は−125 mmHg に設定し，洗浄チューブは片側
1～2 本で各 100 ml/hr で洗浄を行った（図 4-b）.
NPWTci を用いることにより，異物を残しながら
も感染制御でき，治癒を得た.

NPWTci の考察

重要構造物や損傷リスクが高い組織がなければ，周囲組織にドレッシング材が貼り付いても大きな問題ではないため，より創収縮が強い V.A.C.® ベラフロクレンズチョイスフォーム™ を使う頻度が高くなっている．V.A.C.® ベラフロフォーム™，場合によっては手洗いスポンジを用いた手製フォームも症例によって使い分けている．重要構造物の露出や損傷リスクが高い組織がある場合，従来は周囲をトレックス®-C やメピレックス® トランスファーなど固着しにくい製品で覆っていたが，これらでも固着したり，それ自体が強く汚染したりすることが問題であった．現在では非固着性製品の使用頻度は低くなり，RENASYS® コットンフィラーを多用している．非固着性製品より固着しにくく，手洗いスポンジやフォームでは設置困難な複雑な形状にも対応できるという利点がある．ただし，経験上，肉芽形成作用はフォーム状のドレッシング材より劣るため，損傷リスクが高い組織周囲は RENASYS® コットンフィラーで覆い，安全な部分はフォーム状ドレッシング材が接触するように適宜工夫をしている．また，RENASYS® コットンフィラーは形状を保つ力やフィルムとの接着が弱く，縦隔炎症例で単独で使用した際，咳き込むなど胸郭が大きく動いた時にドレッシング材が動いてしまい，フィルムが破れたり剥がれたりすることがあった．このため形状を保つ意味でも RENASYS® コットンフィラーの上にフォーム材を重ねた方がよい場合もある．

陰圧の設定は NPWT 治療として推奨される −125 mmHg の圧を基準として設定しているが，臓器損傷リスクが高い創傷では −50 mmHg〜−75 mmHg に設定している．

洗浄チューブは洗浄したい部分にチューブの先端を置き，1 本のチューブから 50 ml〜100 ml/hr の流量としている．システム構築手技の煩雑さやリークの可能性を考慮し，洗浄チューブは最大で 4 本，洗浄量は最大 400 m/hr までとしている．

1．NPWTci の利点

最大の利点は洗浄効果である．汚染箇所の持続的洗浄と陰圧閉鎖療法を同時に行うことができ，特に人工物などデブリードマンができない部分では有用と考える．デブリードマン不足であった場合，NPWT 単独であれば閉鎖環境となり感染を助長してしまうことがあるが[6)7)]，NPWTci により創傷管理を行っていればデブリードマン不足であっても，その洗浄効果で感染のリスクを減らすことができる．このため，viability の判断が難しい部分は温存し，次回以降に適宜デブリードマンを行う方法で有効な治療ができる．さらに，ミニマムなデブリードマンに留めることでき，再建を計画する上で有利となる．しかし，NPWT に付加した持続的洗浄が感染制御にどの程度寄与するかはさらなる検討の必要がある．

2．NPWTci の欠点

最大の欠点は煩雑さである．システム構築自体が通常の NPWT に比べて煩雑であり初期にはシステム構築に時間がかかるが，症例経験を重ねることで解消される．我々は通常の NPWT とさほど変わらない時間で構築することができている．もっとも問題になるのは病棟における管理である．我々も初期にはエアーリーク・洗浄液リークが発生し，治療の中断を経験した．洗浄液や排液ボトル交換時の不注意で想定通りに陰圧がかからず創内に洗浄液が貯留しドレープ間に流入してしまう．一旦，濡れて粘着力がなくなったドレープを周囲の補強で補うことは難しい．また，取り扱うチューブや接続箇所も多いためリークの原因究明にも時間がかかる．NPWTci 管理には関連するスタッフの教育が必要で，勉強会を開くなどしてコメディカルスタッフにも周知する必要がある．現在もエアーリーク・洗浄液リークは時折発生しているが，コメディカルスタッフだけで対応できる範囲が広がり，問題なく治療を継続できている．

また，NPWTci では創全体は洗浄できていない可能性がある．この点については内部でどのような水の流れが起こっているのか研究が必要である

が，限局的な洗浄だと仮定しても必要十分であると考えている．創内全てで洗浄が必要なわけではなく，汚染が強い部分を集中的に洗浄できれば良好な創傷管理が可能となるからである．

3．NPWTi-d との比較

本邦でも V. A. C. ULTA® が承認され NPWTi-d が広く普及している．V. A. C. ULTA® を用いることで洗浄機能を付加した NPWT が比較的容易になった．NPWTci と NPWTi-d は同様に洗浄機能を付加した NPWT であるが，我々は代替されるものではなく使い分けるべきであると考えている．

間欠的に浸漬洗浄を行う NPWTi-d と，持続的に局所洗浄を行う NPWTci とでは洗浄法が大きく異なる．浸漬洗浄と局所洗浄で洗浄力に関してどちらが優位かについては示されていない．ただし，一般的に浸漬洗浄では洗浄剤に含まれる成分が洗浄力に大きく関与するとされている．海外では抗菌薬や消毒薬など様々な洗浄液が使われているが[8]，本邦で使用できるのは生理食塩水だけである．生理食塩水とその他の洗浄液との比較で有意差はないとする報告[9]もあるが，抗菌剤や消毒薬等の方が効果的だと示唆する報告[10]もあり，コンセンサスは得られていない．また，NPWTi-d では複雑な形状の創傷ではすべての洗浄液の回収ができず，負の因子が創傷に溜まったままになる可能性が示唆されている[11][12]．筆者は凹凸がなく平坦，かつ人工物などがない創傷で NPWTi-d を使用し，複雑な形状であったり人工物などデブリードマンが不可能なものがあり高い洗浄効果を必要とする創傷に NPWTci を使用している．現状の NPWTi-d は，キット化されており簡便に使用できるが洗浄力としては弱く，NPWT に簡易的な洗浄機能が付いたものと筆者は考えている．

まとめ

本稿では人工物感染を例に NPWTci を述べたが，もちろん人工物のない症例でも有効であり NPWTci の適応範囲は幅広いと考えられる．

NPWTci の感染制御能力により viability の判断が困難な組織は温存し，次回の NPWTci 交換の際に不良であればデブリードマンを行い，よければ viability ありと判断し組織を残すことができるというミニマムなデブリードマンを行うためのツールとしても利用できる．また，汚染された人工物が残る創などでは持続的に洗浄することで NPWT 単独より治療効果を数段高めることができる．創傷を見極めるために使え，積極的に感染を制御するためにも使える有用なツールだと筆者は考えている．しかし，創傷において感染組織の除去は原則であり，明らかに感染した創傷に行うべきではない．NPWTci においても可及的にデブリードマンを施行し厳重な管理を行うことは必須であり，感染巣に使うものと誤謬してはならない．

利益相反

本論文について他者との利益相反はない．

参考文献

1) Svedman, P. : Irrigation treatment of leg ulcers. Lancet. **2**(8349) : 532-534, 1983.
2) Kiyokawa, K., et al. : New continuous negative-pressure and irrigation treatment for infected wounds and intractable ulcers. Plast Reconstr Surg. **120**(5) : 1257-1265, 2007.
3) 榊原俊介ほか：【形成外科 Topics！】洗浄を付加した各種 NPWT 法（NPWTci・NPWTi-d）の適正使用を目指して．形成外科．**62**：1087-1094, 2019.
4) 榊原俊介ほか：【陰圧閉鎖療法の理論と実際】縦隔炎・胸骨骨髄炎における陰圧閉鎖療法の実際．PEPARS．**97**：64-71, 2015.
5) 榊原俊介ほか：既存 NPWT デバイスを利用した限局的洗浄型 NPWT 法．創傷．**7**(3)：110-117, 2016.
6) Weed, T., et al. : Quantifying bacterial bioburden during negative pressure wound therapy : does the wound VAC enhance bacterial clearance?. Ann Plast Surg. **52**(3) : 276-279, 2004.
7) Wu, S., et al. : Vacuum therapy as an intermediate phase in wound closure : a clinical experience. Eur J Plast Surg. **23**(4) : 174-177, 2000.

8) Anghel, E. L., et al. : A solution for complex wounds : the evidence for negative pressure wound therapy with instillation. Int Wound J. **13** (Suppl 3) : 19-24, 2016.

9) Kim, P., et al. : Comparison of outcomes for normal saline and an antiseptic solution for negative-pressure wound therapy with instillation. Plast Reconstr Surg. **136**(5) : 657e-664e, 2015.

10) Phillips, P. L., et al. : The effect of negative pressure wound therapy with periodic instillation using antimicrobial solutions on *Pseudomonas aeruginosa* biofilm on porcine skin explants. Int Wound J. **10**(Suppl 1) : 48-55, 2013.

11) 榊原俊介ほか：モデル実験による NPWTci と NPWTi-d の比較について. 形成外科. **62**：1324-1325, 2019.

12) 榊原俊介ほか：持続洗浄型 NPWT(NPWTci)と間欠洗浄型 NPWT(NPWTi-d)の違いに関する実験的研究 瘻孔モデルによる比較. 形成外科. **62**：1148-1152, 2019.

PEPARS No.167：33-39, 2020

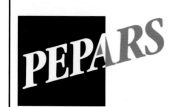

◆特集／NPWT（陰圧閉鎖療法）を再考する！

洗浄を付加した NPWT
3）NPWTi-d

北野大希*1　榊原俊介*2

Key Words：局所陰圧閉鎖療法（negative pressure wound therapy），洗浄と浸漬（instillation and dwelling time），包括的洗浄（whole washing），感染創（infected wound），適用（indication）

Abstract　NPWTi-d（negative pressure wound therapy with instillation and dwelling time）では，洗浄ポートから洗浄液が周期的に注入され，フォームを介して創面に散布された後，陰圧ポートから回収される．NPWT と並行して創部の洗浄が間欠的に行われるため，局所の感染を制御しながら創傷治癒を図ることが可能である．NPWTi-d による洗浄作用は，注入された洗浄液がフォーム内を拡散することによるもので，いわば，フォーム接触面全体に対する"包括的"洗浄である．そのため，特定の部分が洗浄不足とならないよう，洗浄液の拡散を考慮したうえで適用創傷を判断する必要がある．また，治療に際して，フォームの選択や洗浄ポートの設置といった手技が必要となることから，実際の症例を提示しながら我々の行っている手法・工夫について述べる．

序　文

　局所陰圧閉鎖療法（negative pressure wound therapy；以下，NPWT）の普及により，創傷管理は大きく変化した．しかし，半閉鎖空間を作成する NPWT では，治療中に創部の細菌量が増加し得ることから，感染の危険性を念頭に置かなければならない[1]．このため，感染創や汚染創に対して，原則として NPWT は禁忌と考えられていたが，近年では NPWT に洗浄作用を付加した手法が開発され，汚染創や感染創に対しても早期から NPWT が用いられるようになってきた[2]．

V. A. C. Ulta® を用いた NPWT with instillation and dwelling time（以下，NPWTi-d）は，2012 年米国での発売を皮切りに世界中へと広まった．本邦では 2017 年に保険適用となり，約 3 年の間に様々な創傷に用いられてきた．V. A. C. Ulta® では，従来の NPWT デバイスに洗浄液注入用のポートが付加されており，洗浄ポートから注入された洗浄液はフォームを介して創面全体に拡散し，一定の浸漬時間が設けられた後，陰圧ポートから回収される．プログラムによって定期的に洗浄フェーズと陰圧フェーズが切り替わり，陰圧閉鎖療法の間に創部洗浄が行われる仕組みである．

　NPWTi-d を用いることで，ある程度壊死組織が残存した創部であっても，局所の感染を制御しつつ管理することが可能である．ただし，創部の形状によっては NPWTi-d による洗浄効果が十分に発揮されず，管理が困難な場合もある．本稿では，NPWTi-d による治療に適する創傷に関して考察するとともに，実際の治療に際して必要とな

*1 Daiki KITANO，〒675-8555　加古川市神野町神野 203　兵庫県立加古川医療センター形成外科/神戸大学大学院医学研究科形成外科学，医員
*2 Shunsuke SAKAKIBARA，〒673-8558　明石市北王子町 13-70　兵庫県立がんセンター形成外科，医長/神戸大学大学院医学研究科形成外科学，客員准教授

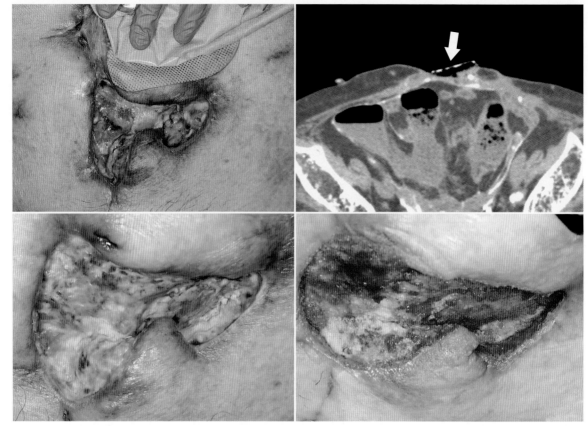

図 1. 開腹術後感染創

a｜b
c｜d

a：初診時の創部．検体の細菌培養検査では，複数の細菌が検出された．

b：CT所見．創部直下に腸管が存在しており（矢印），積極的なデブリードマンが困難であった．

c：NPWTi-d開始時．創部はやや陥凹しているが起伏が少なく，全体的に壊死組織が残存していたため，NPWTi-dによる包括的洗浄を選択した．

d：治療開始19日目．壊死組織は減少し赤色肉芽が増生したため，後日分層植皮術により閉創した．

る洗浄液の分布を考慮したセッティングやフォームの選択など，我々の行っている手法と工夫について述べる．

適用創傷

治療開始に際して，対象となる創傷がNPWTi-dに適しているか，以下に挙げる観点から検討している．

1．壊死組織

NPWTi-dの導入に際して，壊死組織は可及的に除去して創部の清浄化を図ることが望ましい．壊死組織が完全に除去された場合は，軟膏処置や通常のNPWTによる管理を考慮する．何らかの理由で壊死組織が除去しきれない場合や，壊死組織を除去しきれていても，感染の悪化が危惧される創傷に対してNPWTi-dの使用を考慮する（図1-a，b）．

2．形 状

NPWTi-dによる洗浄は，フォームが接触している範囲に対する"包括的"洗浄である[3]．よって，平面状，もしくは陥凹していても起伏の少ない創傷で，全体的に汚染している場合に適している（図1-c, d）．対して，複雑な形状をしている創傷では，洗浄チューブを使用したNPWTci(NPWT with continuous irrigation)による局所的洗浄が有用である[4]~[6]．治療開始前に，創傷の形状を把

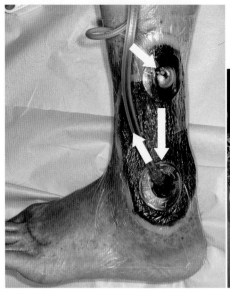
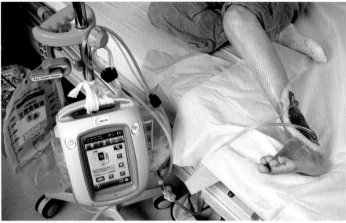

a b

図 2. 下腿潰瘍例
a：デュオ™チューブを用い NPWTi-d を行った．洗浄液が重力に従って拡散
し，効率的な洗浄が可能であった（矢印は洗浄液の流れを示す）．
b：患者に普段の姿勢をとってもらうことで，洗浄液の分布を考慮した治療を
計画した．

握しておく必要がある．具体的には，鑷子やゾン
デを用いて，ポケットや瘻孔の存在を確かめてお
く．

3. 部　位

NPWTi-d では，注入された洗浄液は重力に
従って拡散する[6]．したがって，患者が治療中に
取り得る体位を考慮し，注入された洗浄液が重力
に従って創面に全体に行き渡るよう工夫が必要で
ある．例えば，下腿潰瘍など頭尾側方向に長い創
傷ならば，頭側から尾側に洗浄液が流れるような
セッティングが有用である（図 2）．

手　技

NPWTi-d による治療手技について，我々の留
意点を述べる．

1. フォームの選択
A. ベラフロフォーム™

ベラフロ治療において標準的に使用される
フォームである．従来の NPWT に用いられるグ
ラニュフォーム™と比べ疎水性が高く，洗浄液が
より広範囲に拡散するため，より洗浄作用が強い
と考えられている[7]．

B. ベラフロクレンズフォーム™

素材は従来のフォームと同じくポリウレタン製
だが，ベラフロフォーム™よりもさらに疎水性に
富むため，洗浄作用が強化されている．高粘稠性
の汚染物質が除去されやすくなっており，創部の
清浄化作用が高い反面，肉芽増生効果は低いと考
えられる．我々は，壊死組織が多い創傷にはクレ
ンズフォーム™を選択し，創部の清浄化が進めば
ベラフロフォーム™に変更している．

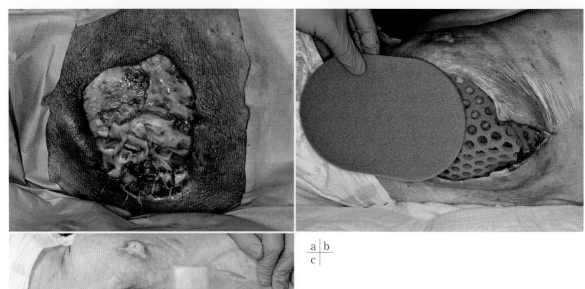

図 3. 背部褥瘡感染創
a：感染によるショック状態であったため，完全なデブリードマンが困難で
あった．
b：2 層構造のクレンズチョイスフォーム™を用いて NPWTi-d を行った．
c：治療開始 10 日目．ハニカム構造のコンタクトフォームに壊死組織が捕捉さ
れ，交換時に除去されている．

C．ベラフロクレンズチョイスフォーム™

性状はクレンズフォーム™と同じだが，クレンズチョイスフォーム™はカバーフォームとコンタクトフォームとの 2 層構造である[8)9)]．ハニカム構造のコンタクトフォームが"食い込む"ことで壊死組織がハニカムの"穴"に捕捉され，フォーム交換時に壊死組織は剝離・除去される（図 3）．

2．ポートの設置

フォームを選択したのち，付属のフィルムで被覆してポートを造設する．NPWTi-d では，陰圧ポートに加え洗浄液注入ポートを設置する．この際，重力による洗浄液の拡散を考慮し，効率的に洗浄がなされるように洗浄液注入ポートの位置を調整する．

A．ベラトラックパッド™

NPWTi-d では標準的に使用されるポートである．陰圧ポートと洗浄液注入ポートが同部位に設置されているため，ポートの設置が 1 か所で済むため手技的に簡易であるが，創傷によっては洗浄液の分布が不均一となり，洗浄効果に勾配を生じる可能性がある[6)]．このため，面積が広い場合，特に頭尾側に長い創傷に対しては，後述のベラトラックデュオ™チューブを用いる．

B．ベラトラックデュオ™チューブセット

陰圧ポートと洗浄液注入ポートが分けられており，両者を別部位に設置する．前述のように，創部が頭尾側に長い場合，頭側に洗浄液注入ポートを，尾側に陰圧ポートを設置することで，重力に

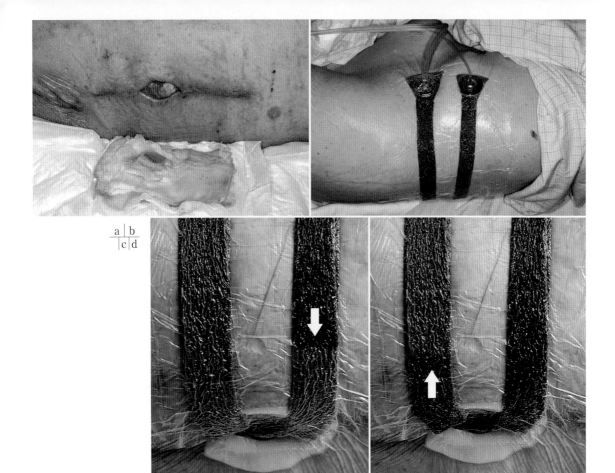

図 4. 背部術後感染創に対するデュオ™チューブによるブリッジング例
a：初診時の創部. 脊椎術後のため体位変換は極力避けるよう要望があった.
b：褥瘡予防のため, 注入ポートと陰圧ポートを側腹部に配置した.
c, d：洗浄液が1方向に誘導される回路を作成した(矢印は液面).

よる洗浄液の拡散を利用したセッティングが可能
である(図2). また, ポートによる褥瘡予防のた
め, 創部と離れた位置に設置する(ブリッジング
する)ことも可能である(図4).

考 察

NPWTi-d による治療をより安全に, かつ効果
的に行うために, 様々な観点から検討がなされて
いる. この中には, NPWTi-d に用いる洗浄液の
選択に関する議論も含まれる. 我々は, 本邦の医
療保険制度上, 生理食塩水(以下, 生食)を使用し
ているが, 諸外国では消毒液や抗生剤含有溶液な
どの薬液が用いられることがある[10]. これは, 薬
液の作用により創部の細菌量が減少する[11)12)]とい

う実験結果に基づき, 感染制御効果を意図してい
るものと考えられる.

NPWTi-d に用いる洗浄液を生食と消毒液(プ
ロントザン®, ビー・ブラウンエースクラップ株式
会社)とでランダムに比較した試験では, 手術回
数・在院日数といった臨床成績には大差がなく,
生食を用いた方が最終手術までに要した期間が短
縮した[13)]. また, 薬液によっては細胞毒性や耐性
菌誘導などの懸念が否定できない. 上記事項を踏
まえ, 消毒液が使用可能な海外においても, 近年
では生食でも必要十分であるとのコンセンサスが
得られつつある[14)]. NPWTi-d における洗浄液の
選択については, 今後もさらなる検証が必要であ
ると考える.

汚染創・感染創に対してより早期からNPWTi-d
を導入するための工夫として，フォームに改良が
加えられている．近年ではクレンズチョイス
フォーム™の登場により，壊死組織が中等量以上
残存する創傷に対しNPWTi-dが用いられるよう
になった[8]．2018年には，諸外国の専門家がクレ
ンズチョイスフォーム™の臨床使用例をもとに，
適切な治療のための推奨案を文献として発表して
いる[9]．クレンズチョイスフォーム™の使用基準
がアルゴリズム化されており，主な項目として，
壊死組織のデブリードマンが可能な範囲が創傷面
積の6割に満たず，手術など鋭的なデブリードマ
ンが困難な場合で，NPWTi-dによる治療が禁忌
でない創傷が挙げられている．実際の治療にあ
たっては，感染の危険性を考慮した上で総合的に
判断する必要があるだろう．

現在，NPWTに洗浄作用を付加した手法が複数
存在している[2]．NPWTi-dの特徴として，製品化
されているため治療手技が容易であることが挙げ
られる．他の手法では，洗浄量調節のための輸液
ポンプや，陰圧源との間に排液回収ボトルを介在
させるなどの工夫が必要となるのに対し，
NPWTi-dでは，必要な器具がすべてキットに含
まれているため，手順書に従って組み立てるとす
ぐに治療が開始できる．導入へのハードルが低
く，今後も診療科を問わず様々な創傷の治療に使
用されるものと予想されるが，NPWTi-dを行う
際には，前述の観点（壊死組織・形状・部位）から
適用創傷を判断し，ポケットや瘻孔があり洗浄が
不十分と予想される場合にはNPWTciの使用を
検討するなど，個々の創傷に応じた適切な対応が
重要であると考える．

まとめ

NPWTi-dによる創傷管理法に関して，我々の
経験に基づき解説した．NPWTi-dによる洗浄作
用はフォーム接触面に対する"包括的"洗浄である
ことを考慮し，壊死組織・形状・部位といった観
点から適用創傷を判断することが重要である．壊

死組織の量に応じたフォームの選択や，創傷の形
状に合わせた洗浄ポートの設置など，状況に応じ
た適切な対応が望ましい．

参考文献

1) Weed, T., et al.：Quantifying bacterial bioburden during negative pressure wound therapy：does the wound VAC enhance bacterial clearance? Ann Plast Surg. 52(3)：276-279, 2004.
2) 榊原俊介ほか：洗浄を付加した各種NPWT法（NPWTci・NPWTi-d）の適正使用を目指して．形成外科．61(10)：1280-1281，2018.
3) Rycerz, A. M., et al.：Distribution assessment comparing continuous and periodic wound instillation in conjunction with negative pressure wound therapy using an agar-based model. Int Wound J. 10：214-220, 2013.
   Summary　NPWTciは限局的，NPWTi-dは包括的洗浄であることを示したモデル実験．
4) 榊原俊介ほか：間歇洗浄型NPWT（NPWTi-d）と持続洗浄型NPWT（NPWTci）の違いに関する実験的研究—瘻孔モデルによる比較—．形成外科．62(10)：1148-1152，2019.
   Summary　瘻孔内の洗浄にはNPWTciが適していることを示したモデル実験．
5) 榊原俊介ほか：持続洗浄型NPWTと間欠洗浄型NPWTの違い．形成外科．62(10)：1087-1094，2019.
6) 島田賢一，浅田佳奈：持続洗浄型NPWTと間欠洗浄型NPWTの使い分け(1)—NPWTciとNPWTi-d—．形成外科．62(10)：1095-1107，2019.
7) Lessing, C., et al.：Negative pressure wound therapy with controlled saline instillation (NPWTi)：dressing properties and granulation response in vivo. Wounds. 23：309-319, 2011.
8) Teot, L., et al.：Novel foam dressing using negative pressure wound therapy with instillation to remove tick exudate. Int Wound J. 14：842-848, 2017.
   Summary　壊死組織が中等度以上残存した21症例に対し，クレンズチョイスフォームを用いたNPWTi-dで管理した報告．
9) Kim, P. J., et al.：Use of a novel foam dressing with negative pressure wound therapy and instillation：recommendations and clinical expe-

rience. Wounds. **30**(3 suppl)：S1-S17, 2018.

Summary　クレンズチョイスフォームを用いた NPWTi-d に関するパネルディスカッションをまとめた文献.

10) Kim, P. J., et al.：Negative pressure wound therapy with instillation：international consensus guidelines. Plast Reconstr Surg. **132**：1569-1579, 2013.

Summary　主に NPWTi-d の各パラメータ設定に関して専門家のパネルディスカッションによる意見をまとめた文献(2013 年).

11) Koburger, T., et al.：Standardized comparison of antiseptic efficacy of triclosan, PVP-iodine, octenidine dihydrochloride, polyhexanide and chlorhexidine digluconate. J Antimicrob Chemother. **65**：1712-1719, 2010.

12) Phillips, P. L., et al.：The effect of negative pressure wound therapy with periodic instillation using antimicrobial solutions on *Pseudomonas aeruginosa* biofilm on porcine skin explants. Int Wound J. **10**：48-55, 2013.

13) Kim, P. J., et al.：Comparison of outcomes for normal saline and an antiseptic solution for negative-pressure wound therapy with instillation. Plast Reconstr Surg. **136**：657e-664e, 2015.

Summary　NPWTi-d に使用する洗浄液を生食と消毒液(プロントザン®)とでランダムに比較したところ，2 群間で大きな差はなかった.

14) Kim, P. J., et al.：Negative pressure wound therapy with instillation：international consensus guidelines update. Int Wound J. **17**：174-186, 2020.

Summary　先の文献 No. 10 のアップデート版 (2020 年). 7 年が経過し，洗浄液(生食が推奨項目に追加された)やクレンズチョイスフォーム™ に関する議論が追加された.

PEPARS No.167：40-45, 2020

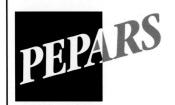

◆特集／NPWT（陰圧閉鎖療法）を再考する！
Incisional Negative Pressure Wound Therapy

清水 潤三*

Key Words：陰圧閉鎖療法（NPWT），切開創に対する陰圧閉鎖療法（iNPWT），手術部位感染（Surgical Site Infection；SSI），創合併症（wound complication）

Abstract 予防的に切開創に NPWT を使用する（Incisional Negative Pressure Wound Therapy；以下，iNPWT）ことで創合併症を回避する試みが広がってきている．iNPWT のメカニズムとして，① 汚染からの防御，② Lateral tension（横張力）の減少，③ リンパドレナージ，④ 血流の増加の 4 つがあると考えられる．iNPWT は WHO の SSI 防止ガイドライン，英国のガイドライン，日本外科感染症学会のガイドラインで推奨項目に挙げられている．日本では 2019 年にようやく PMDA で予防的に創傷に NPWT を使用することが認められたが保険収載には至っていない．筆者が経験した消化器外科手術における iNPWT の導入では腹膜炎手術と会陰創で効果を認めた．最新のメタ解析では iNPWT は創合併症のなかでも SSI 防止効果が 40％あり，創部の汚染度は iNPWT の効果には影響はないと判定された．今後 iNPWT のさらなる普及が課題と考えられた．

はじめに

陰圧閉鎖療法（negative pressure wound therapy；以下，NPWT）は急性および慢性の創傷ケアに広く用いられている．NPWT は治癒傾向のない糖尿病性壊疽や熱傷および外傷さらには手術創など多くの種類の創傷の標準的なケアとなってきている．また最近では予防的に切開創に NPWT を使用する（Incisional Negative Pressure Wound Therapy；以下，iNPWT）ことで創合併症を回避する試みも行われるようになってきている．iNPWT について消化器外科医の立場からそのメカニズム，各種ガイドラインにおける取り扱い，日本における保険適用の現状，消化器外科手術における効果，最新のメタ解析結果について解説する．

* Junzo SHIMIZU, 〒560-8565 豊中市柴原町 4-14-1 市立豊中病院外科, 部長

iNPWT のメカニズム

一次縫合創に対する NPWT の作用機序は開放創に対するものと一部異なると考えられている．iNPWT のメカニズムとして，① 汚染からの防御，② Lateral tension（横張力）の減少，③ リンパドレナージ，④ 血流の増加の 4 つがあると考えられる．

① 汚染からの防御については iNPWT を装着すると，常に陰圧をモニターしている状態であるため，必然的に高い密閉性が得られる．通常のフィルムドレッシングと比べると汚染に対する防御性能は非常に高い．

② Lateral tension（横張力）の減少は縫合創が離開する力を陰圧が防いでいる．Finite element 解析コンピュータモデリングと人工皮膚における生体力学的試験から iNPWT における Lateral tension（横張力）の減少を定量的に示した研究がある[1]．iNPWT により創部に陰圧が加わることによ

りLateral tensionが減少することが示されていて，また陰圧が20 mmHgから80 mmHgまで増加するとLateral tensionの減少も大きくなるが，80 mmHg以上の陰圧ではプラトーとなり，Lateral tensionの減少効果は得られないことが示されている．

③リンパドレナージについては血流の増加の効果と協同して創部の浮腫の軽減につながっている．豚皮を用いた実験において[2]，同位体標識ナノスフェアを皮下のデッドスペースにおいてiNPWTを行ったところ周囲のリンパ節にコントロールと比べて50％以上多くのナノスフェアを認めたとしている．さらにキャニスターには全く液体の貯留がなかったことから，創部の外へのドレナージではなくリンパを介したドレナージにより浮腫が軽減したと結論づけている．

④血流の増加については開放創と同様の効果があると考えられるが，血流の増加により好中球などの創傷への移動が活発となり細菌の排除にも効果があり，結果として創感染が抑制される可能性が考えられる．また血流の増加により創傷治癒が加速する効果も考えられる．

iNPWTに関するガイドライン

1．WHOガイドライン

WHO手術部位感染予防のためのグローバルガイドライン，2016[3]では19番目の項目でiNPWTについて勧告が述べられている．ガイドラインでは「資源を考慮しながら，SSIの予防を目的として，主として危険性の高い創傷の成人患者における予防的陰圧創傷治療の使用を勧める」となっている．中等度の推奨で，エビデンスの質は低いとしている．全体として質が低いエビデンスであり，SSIの危険性の高い創傷で従来の創傷管理より，SSI発生予防効果が示されている．NPWTは高価であり，資源があまり豊富でない国や地域では手に入れることが難しい．iNPWTの優先順位付けは慎重に考慮されるべきで，利用可能な資源や他のSSI策との兼ね合いで実施すべきとしてい

る．陰圧の程度やiNPWTの施行日数については研究によりばらつきがある．創傷の汚染度でサブグループ解析を行っていないことが問題視された．また得られた論文はすべて成人の患者を対象としたものであり，小児での研究がなかった．陰圧の設定は75 mmHgから125 mmHgで，期間は術後24時間から7日までセッティングされていた．対照は乾燥したガーゼあるいはドレッシング材であった．ガイドライン委員はiNPWTの本質的な切開創に対するメカニズムについて討論し，創傷の離開が少なくなる，体液の除去，創の周囲環境の病原微生物の侵入のブロックなどが挙げられた．

2．日本外科感染症学会のガイドライン

日本外科感染症学会から公表された消化器外科SSI予防のための周術期管理ガイドライン2018[4]ではCQ7-2に予防的なNPWTについて記載されている．推奨文は「消化器外科手術の一次創閉鎖におけるNPWTは，切開創SSIを減らせる可能性があるが，適応やコストを考慮する必要がある（中等度の質のエビデンス，明確な推奨を提示できない）」としている．4つのRCTによるメタアナリシスが行われており，一次切開創に対するNPWTはガーゼ被覆に比べて有意にSSI発生率が低く（リスク比（RR）0.53，95％CI 0.34-0.83，P＝0.005），漿液腫も有意差を認めないもののNPWTで低い傾向を認めた．ただしガイドライン作成時には日本では保険適用がなかったため，推奨がないとされた．

3．英国のガイドライン

英国のガイドラインであるNICE（National Institute for Health and Care Excellence）[5]では2019年にwound managementの項目でPICO™（スミス・アンド・ネフューから販売されている携帯型NPWT）を切開創に使用することを推奨している．「切開創へのPICO™陰圧創傷用ドレッシングの適応を裏付ける証拠がある．PICO™使用は標準的な創傷被覆材と比較して手術部位感染および血腫が少ない」とし，特に「PICO™陰圧創傷ド

表 1. 穿孔性腹膜炎術後の創部に対する iNPWT

- 手術創は 3〜5 cm 間隔で創縁を寄せる
- 手術当日はガーゼで被覆
- 術後 2 日目から NPWT を開始
- 術後 7 日程度で局所麻酔下に遷延一次縫合する

レッシングは，手術部位感染症を発症するリスクが高い患者の創部に使用を考慮されるべきである」と記載されている．さらに「経済的な側面からは，PICO™陰圧創傷ドレッシングが標準的な創傷被覆材と比較して同様の全体的な費用でさらなる臨床的利益をもたらすことを示唆している」としている．

日本における iNPWT の現状

日本において iNPWT は保険適用がなく，患者への使用が困難な状態が続いていた．2019 年 5 月に 3M/KCI 社の Prevena™とスミス・アンド・ネフュー社の PICO™の 2 製品の縫合創への予防的使用が PMDA で認可された．保険収載に向けて術式や適応患者などのすり合わせが行われている状態である．PMDA から日本外科感染症学会が適正使用に向けた提言の発出を依頼され，昨年 8 月に同学会の website にて公開されている[6]．

iNPWT の経験

1．穿孔性腹膜炎術後創部に対する iNPWT

2015 年から大阪労災病院外科では穿孔性腹膜炎術後創部に対して iNPWT を導入した[7]．方法としては（表 1），手術創を 3〜5 cm 間隔で真皮縫合し手術当日はガーゼで被覆した．術後 1 日目に生食 1 l で創部を洗浄し，必要であればデブリードマンを行い，感染性物質を除去した．浸出液がある程度少なく，明らかな感染徴候がないことを確認し，術後 1 日目または 2 日目から iNPWT を開始した（図 1）．まず，縫合糸間の創部に V.A.C.® ホワイトフォームを挿入し，フィルム貼付により創縁を保護し，創部全体を覆うように V.A.C.® グラニューフォーム™を敷き，その上からさらにフィルムを貼付け V.A.C.® 治療システム（3M/KCI 社）を装着した．75 mmHg の陰圧を術後 7 日目程度まで行い，その後に局所麻酔下に遷延一次縫合を行った．遷延一次縫合とは汎発性腹膜炎手術などで汚染が著しい場合に，一期的に創閉鎖を行わず筋膜のみを縫合閉鎖し皮膚は開放のままとし，数日後に閉鎖する方法である．一時期よく用いられたが，メタ解析でこの方法だけでは SSI 防止効果は認められないことが明らかとなった[8]．創閉鎖の判断は，① 創の収縮，② 良好な肉芽組織の形成，③ 感染徴候がないこと，④ 全身状態の安定化，を確認して行った．導入前のコントロール群 59 例と iNPWT 群 42 例を比較すると，表層・深部 SSI の発生率は，全体でコントロール群 45.8%/NPWT 群 9.5%（P＜0.001）と，iNPWT 群で有意に低かった．穿孔部位別の SSI の発生率については，胃・十二指腸ではコントロール群 37.5%/iNPWT 群 0%（P＝0.214），小腸では 100%/16.7%（P＝0.003），結腸・直腸では 42.6%/7.4%（P＝0.002）であり，小腸と結腸・直腸で iNPWT 群が有意に低かった．腹腔内膿瘍，縫合不全，出血，肺炎などの合併症に関しては，2 群間で統計学的に明らかな有意差を認めなかった．術後在院日数において，コントロール群 35 日/iNPWT 群 24 日（P＝0.003）と，iNPWT 群で有意に短期間であった．iNPWT 施行による重篤な合併症は認めなかった．

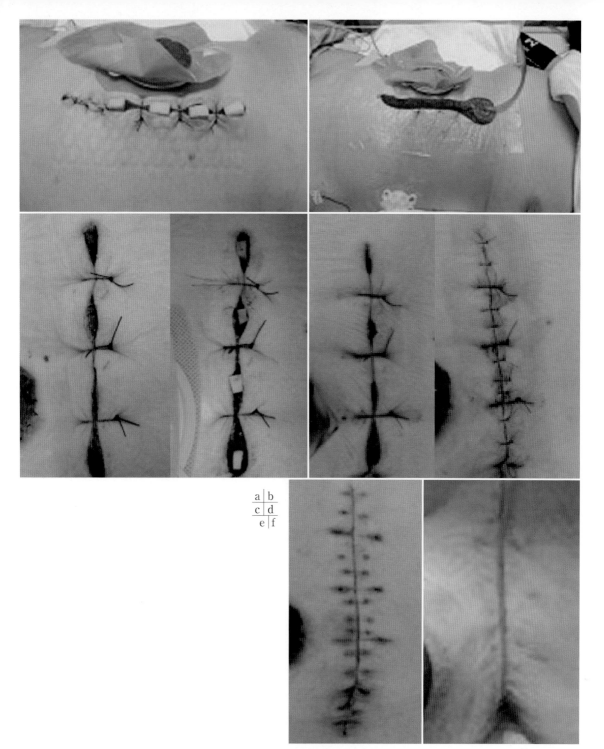

図 1. 穿孔性腹膜炎術後の創部に対する iNPWT
　　　a，b：手術直後
　　　c：術後 4 日目
　　　d：術後 6 日目
　　　e：術後 14 日目抜糸
　　　f：術後 6 か月目

表 2. 会陰創に対する iNPWT の使用

- 会陰創は 1.5〜2 cm 間隔で真皮縫合
- 手術当日はドレッシング材で被覆
- 術後 1 日目から PICO™を開始
- 術後 7 日程度で PICO™を終了

2．腹会陰式直腸切断術会陰創に対するPICO™

　腹会陰式直腸切断術後会陰創は SSI が頻発する創である．2015 年 12 月より大阪労災病院外科で施行した 9 例の腹会陰式直腸切断術後会陰創にPICO™を貼付した[9]．腹会陰式直腸切断術は骨盤底の死腔の閉鎖のために可能な限り骨盤底形成を行い，骨盤底形成ができない場合は，大網切除前の症例では大網充填術を追加した．10 Fr. BLAKE ドレーンを腹腔側から仙骨前面に留置し，会陰創は肛門挙筋を 0 モノフィラメント吸収糸で縫合した後，3-0 モノフィラメント吸収糸で1.5〜2 cm 間隔で真皮縫合した．手術当日はガーゼで被覆し，術後 1 日目頃に PICO™を装着し術後 7 日目程度で終了した（表 2，図 2）．PICO™導入前のコントロール群 38 例と比較したところ，会陰創 SSI 発生率は，コントロール群 47.4%/PICO™群 11.1%（P＝0.046）と PICO™群で統計学的に有意に低率であった．術後平均在院日数においては，コントロール群 32 日/PICO™群 20 日（P＜0.01）と PICO™群で有意に短期間であった．

最新の iNPWT の創合併症予防効果に関するメタ解析

　本年 7 月に iNPWT に関するメタ解析結果が報告された[10]．39 の後ろ向き観察研究，12 の前向き観察研究，31 の RCT が抽出された．RCT の対象

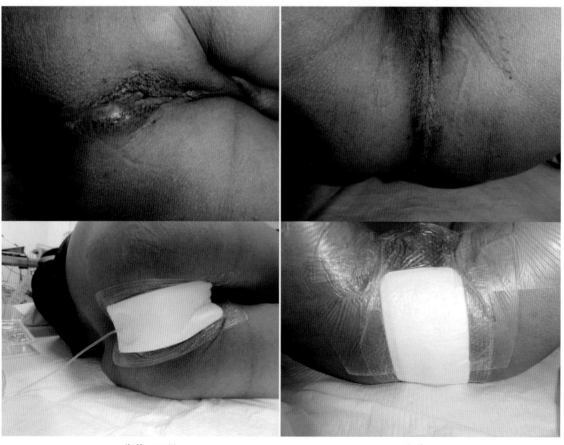

a．術後 1 日目　　　　　　　　　　b．術後 3 日目

図 2. 会陰創に対する iNPWT

手術の内訳は帝王切開術5本，腹部手術5本，鼠径部血管手術4本，人工関節手術2本，開心術2本などが含まれていた．これらのRCTは2011年から2018年の間に出版されたものであった．SSIについては相対リスクが0.61（95%信頼区間0.49-0.76）とiNPWTにより40%近くSSIが予防できることが示された．しかし創離開，皮膚壊死，漿液腫，血腫については有効性はあるもののエビデンスのレベルが低いと判定された．また創部の汚染度はiNPWTの効果には影響はないと判定された．

おわりに

NPWTを切開創に行うiNPWTのメカニズム，ガイドラインにおける取り扱い，日本における現状，消化器外科手術における成績，最新のメタ解析結果について解説した．iNPWTはSSIを40%低減させ，その効果は創部の汚染度に影響されないという研究結果から考えれば，さらに多くの症例においてiNPWTが有効であることが想定される．iNPWTの普及に向けて様々な手術術式において検証が続けられることが望まれる．

参考文献

1) Loveluck, J., et al. : Biomechanical modeling of the forces applied to closed incisions during single-use negative pressure wound therapy. Eplasty. **16** : e20, 2016.
2) Kilpadi, D. V., Cunningham, M. R. : Evaluation of closed incision management with negative pressure wound therapy（CIM）: hematoma/seroma and involvement of the lymphatic system. Wound Repair Regen. **19**(5) : 588-596, 2011.
3) WHO : Global Guidelines for the Prevention of Surgical Site Infection, 2016. http://apps.who.int/iris/bitstream/10665/250680/1/9789241549882-eng.pdf?ua=1
4) 日本外科感染症学会：消化器外科SSI予防のための周術期管理ガイドライン2018. http://www.gekakansen.jp/pdf/guideline2018.pdf
5) NICE Guidance https://www.nice.org.uk/guidance/mtg43/chapter/1-Recommendations
6) 日本外科感染症学会：切開創SSIに対するNPWT機器の適正使用にかかる提言. http://www.gekakansen.jp/pdf/NPWT_jssi.pdf
7) 安山陽信ほか：穿孔性腹膜炎術後創部に対する早期局所陰圧閉鎖療法の有用性の検討．日外感染症会誌．**15**(1) : 15-20, 2018.
8) Bhangu, A., et al. : Systemic review and meta-analysis of randomized clinical trials comparing primary vs delayed primary skin closure in contaminated and dirty abdominal incisions. JAMA Surg. **148**(8) : 779-786, 2013.
9) 安山陽信ほか：腹会陰式直腸切断術後会陰創に対する予防的局所陰圧閉鎖療法の試み．日外感染症会誌．**14**(4) : 243-248, 2017.
10) Zwanenburg, P. R., et al. : Meta-analysis, meta-regression, and GRADE Assessment of randomized and nonrandomized studies of incisional negative pressure wound therapy versus control dressings for the prevention of postoperative wound complications. Ann Surg. **272**(1) : 81-91, 2020.

好 評 増 刷

カラーアトラス
爪の診療実践ガイド

●編集　安木　良博（昭和大学/東京都立大塚病院）
　　　　田村　敦志（伊勢崎市民病院）

目で見る本で
臨床診断力がアップ！
爪の基本から日常の診療に役立つ
処置のテクニック、写真記録の撮
り方まで、皮膚科、整形外科、形
成外科のエキスパートが豊富な図
写真とともに詳述！
必読、必見の一書です！

2016 年 10 月発行　オールカラー　B5 判　202 頁
定価 7,920 円(本体価格 7,200 円＋税)

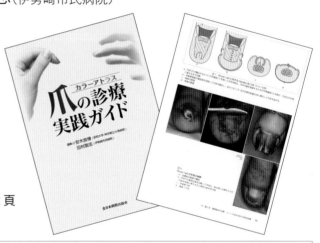

目　次

 全日本病院出版会
www.zenniti.com
〒113-0033 東京都文京区本郷 3-16-4　Tel：03-5689-5989
Fax：03-5689-8030

PEPARS No.167：47-55, 2020

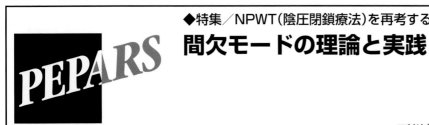

◆特集／NPWT(陰圧閉鎖療法)を再考する！

間欠モードの理論と実践

石川昌一*1　市岡　滋*2

Key Words：局所陰圧閉鎖療法(negative pressure wound therapy)，間欠モード(Intermittent mode)，DPC モード (Dynamic Pressure Control mode)，AI モード(Adjustable Intermittent mode)

Abstract 　　局所陰圧閉鎖療法における従来の間欠モードは，Morykwas らの動物実験によって連続モードと比べて肉芽組織が増加すると報告されたものの，臨床においては，陰圧付加時の疼痛や陰圧休止期の滲出液のリークが問題となり，積極的には適用されなかった.

その後，従来の間欠モードのように陰圧付加を休止するのではなく，強陰圧と弱陰圧を交互に付加する新たな間欠モードが開発された. 新たな間欠モードは，疼痛や滲出液のリークといった従来の間欠モードの臨床における問題点が改善されるとともに，動物実験によって連続モードや従来の間欠モードよりも優れた創傷治癒効果があると報告されている. 近年，本邦でも新たな間欠モードである DPC(Dynamic Pressure Control)モードと AI(Adjustable Intermittent)モードが使用可能になり，今後の NPWT における治療モードの主流になると期待される.

本稿では，従来の間欠モードと新たな間欠モードのメカニズムおよび文献的考察と，新たな間欠モードにおける実践のポイントについて述べる.

はじめに

局所陰圧閉鎖療法(negative pressure wound therapy；以下，NPWT)は，1997 年に Morykwas, Argenta らにより初めて報告された創傷治療法[1][2]であり，本邦では 2010 年から臨床使用が可能となった. 連続モードと間欠モードがあり，その名の通り，連続モードは図 1-a のように持続的に陰圧を付加し，間欠モードは図 1-b のように間欠的に陰圧を付加する治療モードである. 間欠モードは，Morykwas らの動物実験[1]によって連続モードよりも肉芽組織が増加すると報告されたが，臨床においては陰圧付加時の疼痛[3]や陰圧休止期の滲出液のリーク[4]が問題となり，積極的には適用

されなかった.

その後，従来の間欠モードのように陰圧付加を休止するのではなく，図 1-c や図 1-d のように強陰圧と弱陰圧を交互に付加する新たな間欠モードが開発された. 新たな間欠モードは，疼痛や滲出液のリークといった従来の間欠モードの臨床における問題点が改善されただけでなく，動物実験によって連続モードや従来の間欠モードよりも優れた創傷治癒効果があると報告されている. 近年，本邦でも V.A.C. ULTA® 治療システムの DPC (Dynamic Pressure Control)モードや RENA-SYS® TOUCH 陰圧維持管理装置の AI(Adjustable Intermittent)モードといった新たな間欠モードが使用可能になり，今後の NPWT における治療モードの主流になると期待される.

本稿では，従来の間欠モードと新たな間欠モードのメカニズムおよび文献的考察と，新たな間欠モードを使用した症例を提示し，実践のポイントについて述べる.

*1 Shoichi ISHIKAWA，〒350-0495　埼玉県入間郡毛呂山町毛呂本郷 38　埼玉医科大学形成外科，助教
*2 Shigeru ICHIOKA，同，教授

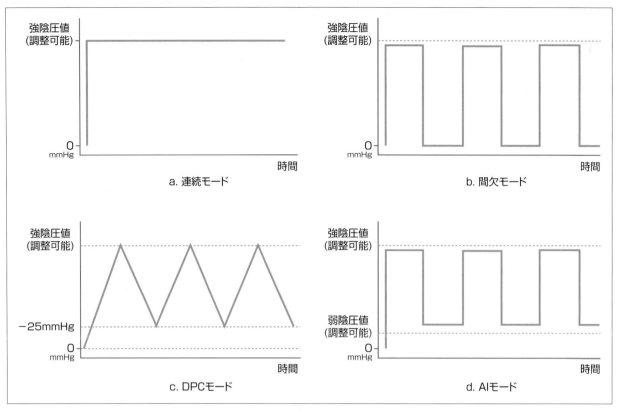

図 1.

従来の間欠モード

間欠モードの有効性を示す重要なエビデンスとなったのが, 1997年に報告されたMorykwasらの動物実験[1]である. この研究では, 創縁から2.5 cm離れた軟部組織における血流の変化を計測し, −125 mmHgを付加した時に最も血流が増加したことから, 付加する陰圧の設定値は−125 mmHgが推奨されるようになった. また, 経時的な血流の変化も計測し, 陰圧を付加して5〜7分後までは血流が増加したことや, 陰圧付加を解除する時間を2分以上設けることで再び陰圧を付加した際に血流が増加したことから, 間欠モードにおける陰圧付加および陰圧付加を解除する設定時間はそれぞれ5分, 2分が推奨されるようになった. さらに, 連続モードと間欠モードで肉芽組織の増加率を比較し, 間欠モードの方がその増加率が高かったことから, 創傷治癒における間欠モードの有効性が示唆された. 連続モードよりも間欠モードで肉芽組織が増加する理由として, 反復的な陰

圧付加により細胞が刺激されて, セカンドメッセンジャーが放出され, タンパク質や細胞外マトリックスが合成されたためと考察している.

さらに, その後の研究で, 創縁からの距離によって陰圧付加に対する血流の変化が異なることが明らかになった. Wackenforsらは動物実験[5]で, 創縁から3 cm離れた皮下組織では陰圧付加で血流が増加したが, 創縁から0.5 cm離れた皮下組織では陰圧付加で血流が減少し陰圧付加の解除により血流が増加したと報告した. この結果から, 創縁から近い部位において, 連続モードでは持続的に血流が減少することと, 間欠モードでは陰圧付加により一時的に血流が減少するが陰圧付加を解除する度に血流が増加することが示唆された. 間欠モードでは, 陰圧付加の解除により血流が増加することで, 陰圧付加によって一時的に血流が減少した組織へ酸素や栄養が供給されるとともに, 血流の減少により産生された代謝老廃物が除去されるため, 連続モードよりも創傷治癒が促進されると考察している. また, Borgquistらは

動物実験[6]で，創縁から 2.5 cm 離れた皮下組織と筋肉では陰圧付加で血流が増加し陰圧付加の解除により血流が減少したが，創縁から 0.5 cm 離れた皮下組織と筋肉では陰圧付加で血流が減少し陰圧付加の解除により血流が増加したと報告した．創傷治癒において，血流の減少は血管新生を促進し，血流の増加は酸素と栄養の供給や代謝老廃物の除去を促進することが知られているが，間欠モードでは陰圧付加とその解除により反復的に血流が増減するため，両者の利点を享受できる．加えて，陰圧付加の度に細胞が刺激されることで血管内皮細胞増殖因子や線維芽細胞増殖因子など成長因子の発現が促進され，さらに創傷治癒が促進されると考察している．また，創縁付近とは異なり，創縁から離れた部位では陰圧付加によって血流が増加するメカニズムとして，陰圧の引き込み効果により血管床が開くため血流が増加すると考察している．

　これらの動物実験によって創傷治癒における間欠モードの有効性が報告されたが，臨床においては陰圧を付加するたびに疼痛が発生すること[3]や，陰圧付加が休止された時に滲出液がリークしやすいこと[4]から積極的には適用されず，本邦における間欠モードの報告も重症虚血肢に対する報告[7][8]が散見されるのみであった．

新たな間欠モード

　その後，従来の間欠モードのように陰圧付加を休止するのではなく，強陰圧と弱陰圧を交互に付加する新たな間欠モードが開発された．

　新たな間欠モードは，動物実験によって連続モードや従来の間欠モードと比較され，創傷治癒における有効性が報告されている．Malmsjö らは動物実験[9]で，連続モードと従来の間欠モード，新たな間欠モードの3群で72時間後のデータを比較し，新たな間欠モードが最も創が収縮し，肉芽組織が形成されたと報告している．Lee らは動物実験[10]で，連続モードと従来の間欠モード，新たな間欠モード（強陰圧値は同じで弱陰圧値は異なる3群）の5群で10日後のデータを比較し，新たな間欠モードの中でも特に強陰圧値と弱陰圧値の差が大きい群が最も創が収縮し，血流が増加し，血管が新生したと報告している．強陰圧値と弱陰圧値の設定については，Borgquist らも動物実験[6]で，強陰圧値と弱陰圧値の差が大きい方が血流の増減が大きかったと報告しており，前述したように血流の減少は血管新生を促進し，血流の増加は酸素と栄養の供給や代謝老廃物の除去を促進するため，血流の増減が大きい方が両者の利点をより享受でき，創傷治癒が促進されると考察している．

　さらに，疼痛や滲出液のリークといった従来の間欠モードの臨床における問題点も改善されている．疼痛については，Lee らがヒトを対象に，従来の間欠モードと新たな間欠モードにおける疼痛を比較し，新たな間欠モードで有意に疼痛が減少したと報告している[10]．滲出液のリークについては，NPWT で滲出液がリークしないとされる陰圧の下限値が，新たな間欠モードにおける弱陰圧の下限値でもある −25 mmHg であるため，−25 mmHg 以上の陰圧が付加されていれば，滲出液がリークすることはほぼない．

　我々は，新たな間欠モードが使用可能になる以前は連続モードのみを選択していたが，現在は新たな間欠モードを第一選択としている．ただし，全ての症例に対して適用しているのではなく，Borgquist らの考察[6]を参考に，組織の安静を目的とする場合や，症例2のように物理的な引き寄せを目的とするには，連続モードを選択している．

　また，新たな間欠モードは，そのメカニズムから虚血リスクがある創傷に対する治療効果が期待されており[6]，我々も重症虚血肢に対して，新たな間欠モードを積極的に適用している．重症虚血肢に対して従来の NPWT を行う場合，虚血が悪化するリスクから，−50〜−75 mmHg と従来よりも低陰圧値から開始することが推奨されており[7][8][11]，我々も以前は −70〜−80 mmHg と低陰圧値から開始していた．しかし，新たな間欠モードで NPWT を行う場合には，強陰圧値を −80〜

−100 mmHg と従来の NPWT よりも高陰圧値で開始している．その理由は，前述したように強陰圧値と弱陰圧値の差が大きいほど創傷治癒に有効であるという報告[10]があることと，新たな間欠モードでは強陰圧と弱陰圧を繰り返すため，強陰圧値を高値に設定しても虚血が悪化するリスクが低いと考えるためである．我々の経験では，血行再建によって創傷治癒に必要な血流が得られている重症虚血肢であれば，強陰圧値を −80 〜 −100 mmHg で開始しても，虚血が悪化することはほぼない．

DPC モード

DPC モードは，図 1-c のように付加する陰圧値が常に変動する治療モードであり，強陰圧値は調整可能であるが，弱陰圧値は −25 mmHg のままで調整できない．本邦では，2017 年 8 月から 3M 社（旧：KCI 社）の V.A.C. ULTA® 治療システムにより使用可能となった．当初は V.A.C.ベラフロ治療と併用できなかったが，2020 年 4 月から V.A.C.ベラフロ治療の間欠的洗浄以外の NPWT 時に DPC モードを選択できるようになり，症例 1 のように感染リスクが高い創傷に対しても，V.A.C.ベラフロ治療で間欠的洗浄を行いながら，DPC モードによる NPWT が可能となった．

我々は基本設定として，強陰圧値は −125 mmHg とし，圧上昇時間と圧下降時間はそれぞれ 3 分としている．V.A.C.ベラフロ治療と DPC モードを併用する場合，V.A.C.ベラフロ治療の間欠的洗浄時に，陰圧付加が休止され洗浄液が注入されるため，リークが懸念される．そのため，V.A.C.ベラフロ治療と併用する症例では，洗浄液を少なめに設定している．

AI モード

AI モードは，図 1-d のように一定の強陰圧値と弱陰圧値を交互に付加する治療モードであり，強陰圧値，弱陰圧値ともに調整可能である．本邦では，2018 年 7 月から Smith＋Nephew 社の RENA-SYS® TOUCH 陰圧維持管理装置により使用可能となった．

我々は基本設定として，強陰圧値は −120 mmHg，弱陰圧値は −25 mmHg とし，強陰圧と弱陰圧を付加する時間はそれぞれ 5 分，2 分としている．DPC モードと比較すると，陰圧付加が急速なため，疼痛が懸念される症例では弱陰圧から強陰圧に陰圧を付加する際の吸引度を低に変更し，それでも疼痛がある場合には弱陰圧値をより高値に変更している．我々の経験では，疼痛や滲出液のリークといった問題によって，連続モードへ変更，もしくは NPWT 自体を中止したことはほぼない．

症例 1（図 2）：60 歳代，男性
既往歴：2 型糖尿病
入院時血液検査は WBC：25610/μL，CRP：29.1 mg/dL，Hb1Ac：10.4％で，下肢動脈の狭窄はなかった．

右第 1，2，3 趾から足底にかけての重症皮膚軟部組織感染症のため，右第 1，2，3 趾の MP 関節離断と足底の壊死組織のデブリードマンを行った．

デブリードマン後も感染が沈静化せず，初回手術後 21 日目に追加のデブリードマンと右第 4，5 趾の切断形成を行った．その翌日から，V.A.C.ベラフロ治療と DPC モードの併用による NPWT を開始した．創部に少量の壊死組織が残存していたため，壊死組織を除去する目的で V.A.C.ベラフロクレンズチョイスフォームを使用した．設定は，強陰圧値は −125 mmHg，圧上昇時間と圧下降時間はそれぞれ 3 分，洗浄液は 20 ml と少量から開始し，浸漬時間は 10 分，間欠的洗浄以外の NPWT 時間は 2 時間とした．

NPWT（V.A.C.ベラフロ治療と DPC モードの併用）を 13 日間行い，良好な肉芽が形成されたため，初回手術後 35 日目に遊離肩甲皮弁による再建術を施行した．

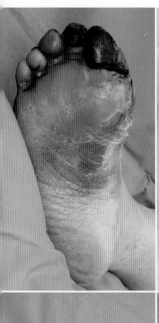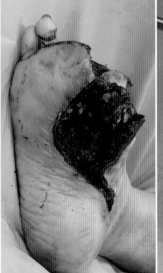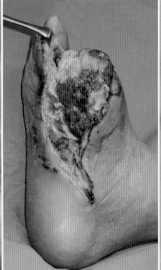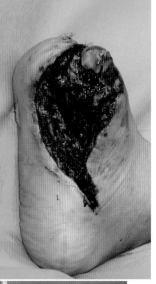
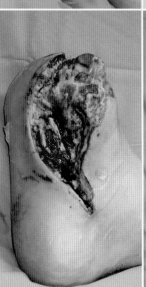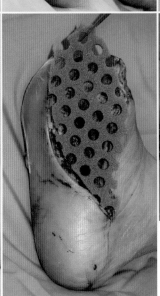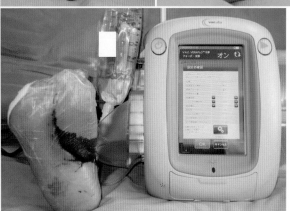
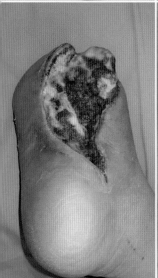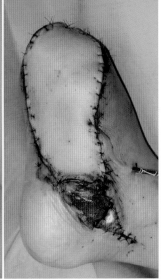

a	b	c	d
e	f	f	g
h	i		

図 2.
症例 1
- a：初回手術前
- b：右第 1, 2, 3 趾の MP 関節離断と足底の壊死組織のデブリードマン後
- c：2 回目の手術前（初回手術後 21 日目）
- d：追加のデブリードマンと右第 4, 5 趾の切断形成後
- e：2 回目の手術翌日（初回手術後 22 日目）
- f：V.A.C. ベラフロクレンズチョイスフォームを使用
- g：V.A.C. ベラフロ治療と DPC モードによる NPWT を開始
- h：13 日間の NPWT 終了時（初回手術後 35 日目）
- i：遊離肩甲皮弁で再建

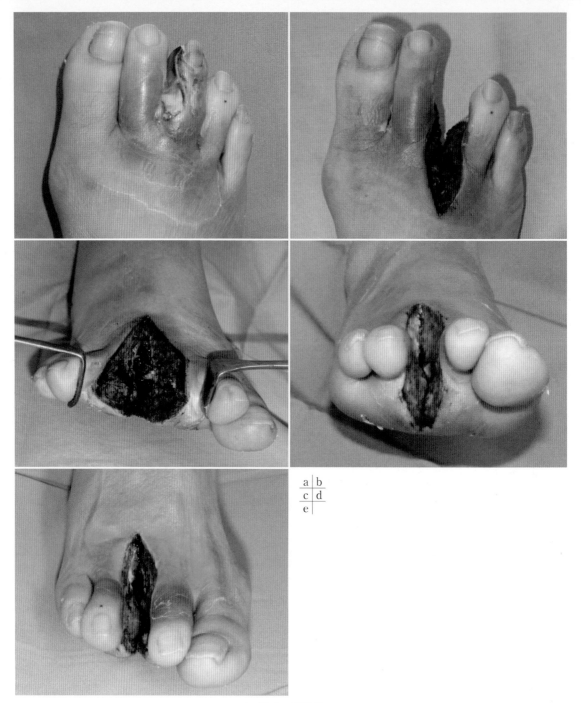

図 3. 症例 2

a：術前

b，c：右第 3 趾の中足骨切断後

d：連続モードによる NPWT を開始（術後 5 日目）

e：連続モードによる NPWT を 6 日間施行後（術後 11 日目）

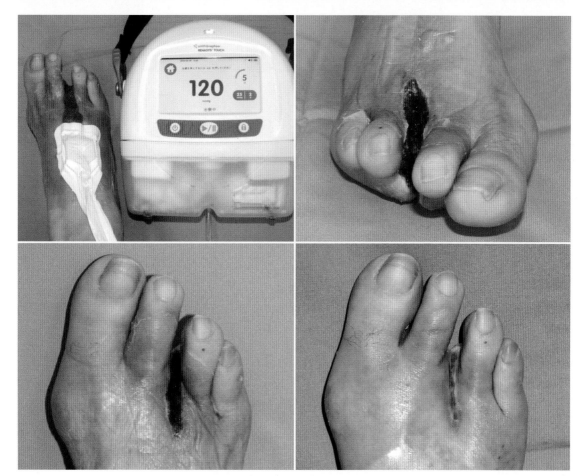

図 3. 症例 2
f：AI モードによる NPWT に変更
g：AI モードに変更後 10 日目（術後 21 日目）
h：28 日間の NPWT 終了時（術後 33 日目）
i：治癒（術後 47 日目）

症例 2（図 3）：50 歳代，女性

既往歴：入院時に 1 型糖尿病と診断されたが，他の既往歴はない．

入院時血液検査は WBC：12600/µL，CRP：8.8 mg/dL，Hb1Ac：14.0％で，下肢動脈の狭窄はなかった．

右第 3 趾が壊死，感染しており，右第 3 趾の中足骨切断を行った．

感染が沈静化するのを待ち，術後 5 日目から NPWT を開始した．最初は第 2 趾と第 4 趾を物理的に引き寄せる目的で連続モードとし，陰圧値は −120 mmHg とした．連続モードで 7 日間 NPWT を行い，第 2 趾と第 4 趾を引き寄せた後，

肉芽形成を促進するため，AI モードに変更した．設定は，強陰圧値：−120 mmHg を 5 分/弱陰圧値：−25 mmHg を 2 分とした．複雑な形状であり，滲出液のリークが懸念されたが，NPWT 中にリークはなかった．

NPWT（連続モードを 7 日間，その後 AI モードを 21 日間）を 28 日間行い，良好な肉芽が形成され，創は著明に収縮した．NPWT 後は外用薬による治療を継続し，術後 47 日目に治癒した．

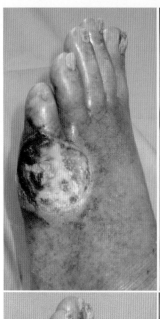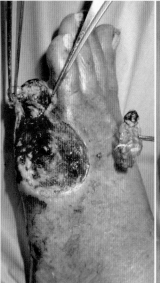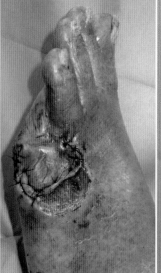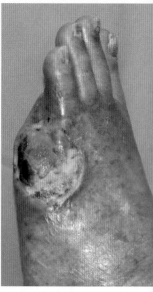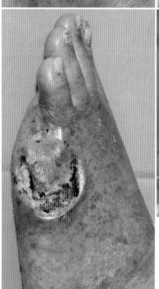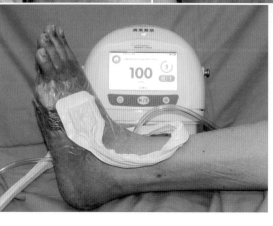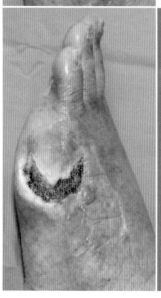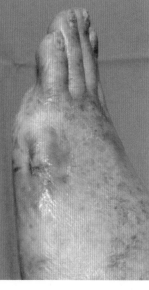

a	b	c	d
	e	f	
	g	h	

図 4.
症例 3
- a：術前
- b：左第 5 趾切断術と fillet toe flap による閉創
- c：術後
- d：皮弁先端が壊死(術後 20 日目)
- e：皮弁先端の壊死部分をデブリードマン後 3 日
  目(術後 23 日目)
- f：AI モードによる NPWT を開始(術後 23 日目)
- g：18 日間の NPWT 終了時(術後 41 日目)
- h：治癒(術後 104 日目)

症例3（図4）：90歳代，男性

既往歴：多血症

入院時血液検査はWBC：28810/μL，CRP：0.25
mg/dL

左第5趾中足骨頭部の潰瘍となり，外科的治療
に先行して，前医にて血管内治療が施行された．
血管造影で浅大腿動脈，前脛骨動脈，後脛骨動脈，
腓骨動脈に高度狭窄があったため，血管内治療を
行い，浅大腿動脈から前脛骨動脈，足背動脈のみ
開通した．血管内治療後のSPPは足背側で46
mmHg，足底側で47 mmHgであり，潰瘍周囲の
TcPO$_2$は15 mmHg以下と低値であった．

血管内治療後，左第5趾を切断し，左第5趾の
fillet toe flapにより露出した中足骨断端を被覆し
たが，皮弁の先端が部分壊死した．

術後14日目に血管造影を行い，前脛骨動脈から
足背動脈にかけて再狭窄があったため，同部位に
血管内治療を行い，開通した．血管内治療後の
SPPは足背側で67 mmHg，足底側で69 mmHgと
比較的高値であったが，潰瘍周囲のTcPO$_2$は25
mmHg以下と低値であった．

術後20日目に皮弁先端の壊死部分をデブリー
ドマンし，術後23日目からAIモードによる
NPWTを開始した．設定は，強陰圧値：−100
mmHgを5分/弱陰圧値：−25 mmHgを2分とし
た．

NPWT（AIモード）を18日間行い，良好な肉芽
が形成された．術後47日目（NPWT終了後6日
目）のTcPO$_2$は55 mmHgであった．NPWT後は
外用薬による治療を継続し，術後104日目に治癒
した．

まとめ

本稿では，間欠モードのメカニズムおよび文献
的考察と，新たな間欠モードにおける実践のポイ
ントについて述べた．新たな間欠モードは，連続

モードや従来の間欠モードに代わり，今後の
NPWTにおける治療モードの主流になると期待
される．

参考文献

1) Morykwas, M. J., et al.：Vacuum-assisted clo-
sure：a new method for wound control and
treatment：animal studies and basic foundation.
Ann Plast Surg. **38**(6)：553-562, 1997.
2) Argenta, L. C., Morykwas, M. J.：Vacuum-assis-
ted closure：a new method for wound control
and treatment：clinical experience. Ann Plast
Surg. **38**(6)：563-576, 1997.
3) 島田賢一ほか：V.A.C.® システムを用いた創傷の
治療．形成外科．**53**(3)：257-267，2010.
4) 大浦紀彦ほか：V.A.C.® ATS 治療システムその概
要と問題点．形成外科．**53**(3)：247-255，2010.
5) Wackenfors, A., et al.：Effects of vacuum-
assisted closure therapy on inguinal wound edge
microvascular blood flow. Wound Repair Regen.
12(6)：600-606, 2004.
6) Borgquist, O., et al.：The effect of intermittent
and variable negative pressure wound therapy
on wound edge microvascular blood flow.
Ostomy Wound Manage. **56**(3)：60-67, 2010.
7) 黒川正人ほか：【糖尿病性足潰瘍の局所治療の実
践】糖尿病性足病変に対する局所陰圧閉鎖処置と
シューレース法．PEPARS．**85**：44-50，2014.
8) 濵本有祐ほか：【陰圧閉鎖療法の理論と実践】下肢
におけるNPWT．PEPARS．**97**：48-54，2015.
9) Malmsjö, M., et al.：The effects of variable, inter-
mittent, and continuous negative pressure
wound therapy, using foam or gauze, on wound
contraction, granulation tissue formation, and
ingrowth into the wound filler. Eplasty. **12**：e5,
2012.
10) Lee, K. N., et al.：Cyclic negative pressure wound
therapy：an alternative mode to intermittent
system. Int Wound J. **12**(6)：686-692, 2013.
11) 葛西嘉亮ほか：虚血肢に対する低圧陰圧閉鎖療
法．形成外科．**56**(11)：1153-1159，2013.

PEPARS No.167：56-61, 2020

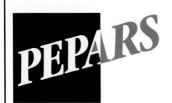

◆特集／NPWT(陰圧閉鎖療法)を再考する！

植皮に対する NPWT

髙須　啓之*

Key Words：植皮術(skin graft)，陰圧閉鎖療法(negative pressure wound therapy)，陰圧固定法(negative pressure dressing)，タイオーバー固定法(tie-over dressing)

Abstract　　NPWT は元来急性あるいは慢性創傷の治癒促進を目的とした治療法であるが，植皮における陰圧固定(negative pressure dressing)として応用できる．NPWTの均一に動的に陰圧をかけ続ける作用は，反作用として植皮片の移植床に対する安定した陽圧固定をもたらし，血腫やずれの予防により生着率を高める．非固着性シリコンガーゼを介在させることにより植皮片および周囲皮膚の保護が可能で，またワセリン軟膏の併用によりドレッシング除去時の植皮の浮きや疼痛もほとんど生じさせない．術後の安静期間を短縮させる効果もある．従来のタイオーバー固定法と比較して利点が多いが，本邦においては保険未承認であり，症例を選ぶ必要がある．本法のよい適応は，最終的に植皮術で閉鎖する予定のNPWT が有効な創傷で，四肢や関節部などタイオーバー固定法でずれが生じやすいと思われる症例である．このようなハイリスク症例に対しては，早期の承認が望まれる．

はじめに

1997年にArgentaらによってVacuum-assisted closure として報告された[1]持続陰圧閉鎖療法(negative pressure wound therapy；NPWT)は，我が国においても 2010 年の保険収載以来急速に普及し，創傷治療においてなくてはならない手段の1つとなっている．NPWT は元来急性あるいは慢性創傷の治癒促進を目的とした治療法であるが，洗浄機能を加えることにより感染制御能を高めたIW-CONPIT(intra-wound continuous negative pressure and irrigation treatment)[2]，NPWTci(NPWT with continuous irrigation)[3]，NPWTi-d(NPWT with instillation and dwelling time)や，外科分野において縫合創に対するドレナージを目的とした iNPWT(incisional negative pressure Wound therapy)など，様々な応用が報告されている．中でも陰圧固定(negative pressure dressing)による植皮固定としての利用はArgenta らの初回の報告でも述べられており，本邦の臨床において頻用されていると考えられる．NPWT による植皮固定について我々の方法を紹介し，その特徴と問題点について述べる．

我々のNPWTを用いた植皮固定方法

1．植皮の縫合(図1)

全層あるいは分層のシート植皮の場合は 5-0 ナイロン糸で縫合する．含皮下血管網遊離全層植皮[4]では 4-0 PDS で真皮縫合も行っている．パッチ状薄め分層植皮の場合はエスアイ・メッシュ®(アルケア社)をキャリアに用いる．キャリアとしては他にソフラチュール®貼付材(テイカ製薬)も使用している．網状分層植皮の場合はスキンステイプラーで固定する．

* Hiroyuki TAKASU，〒755-8505　宇部市南小串 1-1-1　山口大学医学部附属病院形成外科，准教授

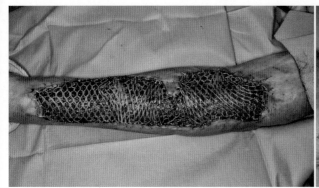

図 1.
植皮の縫合
　a：左前腕デグロービング損傷症例. 網状分層植皮
　　をスキンステープラーで固定した.
　b：左下腿潰瘍症例. パッチ状薄め分層植皮をソフ
　　ラチュール®貼付材をキャリアに用いて5-0ナイ
　　ロン糸で縫合した.
　c：項部皮膚潰瘍症例. シート状分層植皮を5-0ナ
　　イロン糸で縫合した.

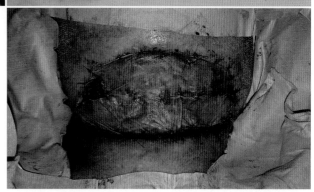

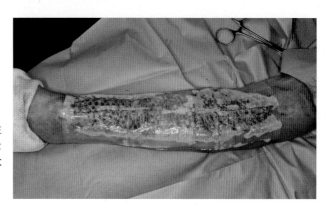

図 2.
植皮片および周囲皮膚の保護
左前腕デグロービング損傷症例. 非固着性
シリコンガーゼを貼付して軟膏で伸ばした
ところ. トレックス®-C とゲンタシン®軟
膏（高田製薬）を用いた.

2. 植皮片および周囲皮膚の保護（図2）

　NPWT のフォーム材が植皮片や周囲正常皮膚に直接接触した状態で陰圧をかけると, 浸軟してびらんを生じる場合があるため, 保護を行っている. 非固着性シリコンガーゼを植皮片よりやや広い範囲に貼り付ける. ワセリン軟膏を塗布し, シリコンガーゼを植皮片および周囲皮膚に密着させるように指で伸ばしていく. この操作は, 植皮片の浮きをなくす効果と, 後述するようにドレッシングを外す際の固着防止効果がある. 軟膏を多く付けすぎると滲出液のドレナージ効果が弱くなる

ため, 薄めでよい. 非固着性シリコンガーゼはエスアイ・メッシュ®やトレックス®-C（富士システムズ社）を使用している. 実験的比較は行っていないが, 滲出液の透過性はエスアイ・メッシュ®に分がある印象であり, 特に生着・上皮化までに時間を要する網状植皮の場合はエスアイ・メッシュ®が第一選択と考えられる. 一方で, シート状植皮では滲出液の透過性よりも非固着性を重視するため, いずれの非固着性シリコンガーゼも有用である.

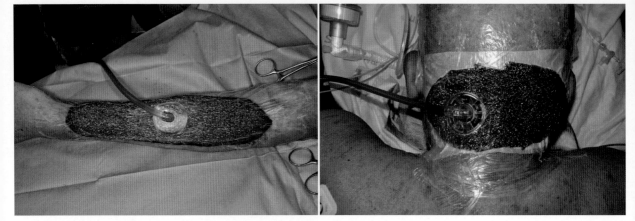

図 3. NPWT 機器の装着

a：左前腕デグロービング損傷症例．面積は植皮片＜フォーム＜トレックス®-C となっている．
b：項部皮膚潰瘍症例．皮膚保護にエスアイ・メッシュ® を使用した．

a｜b

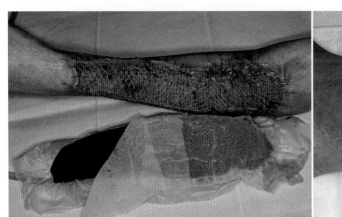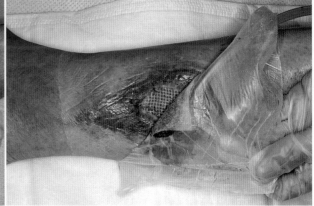

図 4. NPWT の終了

a：左前腕デグロービング損傷症例．植皮片とトレックス®-C の間は容易に剝がすことができた．
b：左下腿潰瘍症例．キャリアに用いたソフラチュール® 貼付材とトレックス®-C の間も固着していない．

a｜b

3．NPWT 機器の装着（図 3）

　植皮片より一回り大きく，皮膚保護目的の非固着性シリコンガーゼより一回り小さくフォームをトリミングして創部に設置する．フィルムはシリコンガーゼを十分に被覆できる範囲で貼付する．フィルム貼付範囲には皮膜剤（3M™キャビロン™）を塗布して正常皮膚の保護に努める．陰圧をかける際にフォームが移動することがあるので，フィルムの上からフォームを正しい位置に押さえながら陰圧をかける．ずれていれば陰圧をかけたままの状態で吸引側チューブとキャニスター側チューブの連結部を外し（リーク状態となる），膨らんだフォーム位置を再調整して再度連結する．陰圧は－50 mmHg に設定している．

4．NPWT の終了（図 4）

　術後 5 日目に NPWT を外して創を確認する．軟膏を塗布した非固着性シリコンガーゼは植皮片から容易に剝離することができ，疼痛や出血をきたすことはほとんどない．軟膏を使用していなければ，例え非固着性シリコンガーゼであっても創縁において痂皮で固着している場合がある．生着良好であればここで NPWT は終了し，通常のドレッシング（ワセリン軟膏とエスアイエイド®）に変更している．エスアイエイド® の上にガーゼをのせて軽度の圧迫は継続することが多い．まだ植皮が安定していないと判断した場合は，再度同様に NPWT を装着し，さらに 3 日間継続する．以降は通常のドレッシングに変更する．

従来のタイオーバー固定法との比較

1．生着率

　Yin らは分層植皮固定における NPWT とそれ以外の従来法（タイオーバー固定法，包帯固定法など）のメタアナリシスを行い，生着率および再手術率における NPWT の優位性を報告している[5]．NPWT がもたらす継続的な陰圧環境により植皮下血腫を減少させ，また高い固定性から剪断力を減らすことにより生着率を高めていると考えられている．

2．陰圧設定

　Isago らはタイオーバーテクニックにおける至適圧（末梢動脈圧 32 mmHg を超えると過圧迫となる）から−25 mmHg での固定を行っているが[6]，一方で創傷治癒効果を期待した通常の NPWT で使用される−125 mmHg 設定の報告も多い[7~9]．NPWT では創周囲の血流は増加するが，創縁においては吸引圧が高まるほど血流は低下する．この血流低下が血管新生を刺激し肉芽発育を促進するとされているが[10]，植皮生着過程における移植床からの血管新生への影響は明らかではない．また NPWT 時に実際に創面にかかる圧力は下床の硬さによっても変化すると考えられ[11]，移植床直下に骨などの硬い組織が存在するような症例では注意を要する．我々は単に植皮を固定する目的だけであれば原則−50 mmHg とし，wound bed preparation に自信がない潰瘍や滲出液が多い創に対して NPWT の効果を期待する場合は圧を上げてもよいが，虚血が背景にある場合や移植床が骨に近い症例では−75 mmHg までが安全であると考えている．

3．固定期間

　過去の報告では 4~7 日間行っている場合が多かった[5]．NPWT 固定が生着率を高める機序が血腫とずれの予防のみであれば，植皮の生着過程そのものを短縮させることにはならない．NPWT が植皮の血行再開期における微小血管吻合や血管新生を促進するのであれば植皮片の生着を早める可能性はあるが，いずれにしても NPWT 固定法が植皮片の固定期間を大幅に短縮できるとは考えにくい．概ね通常のタイオーバー固定と同程度が適当と考えている．我々は原則 5 日，症例によって 8 日の固定を行っているが，NPWT 終了後に固定不足によると考えられる植皮片の浮きやずれを経験したことはない．なおタイオーバー固定法は一度外すと原則再固定が不可能であるのに対し，NPWT は再装着が可能である利点がある．しかし再装着を行うと，植皮片に陰圧がかかる際に相応の剪断力を生じるため，血行再開が安定してない術後早期（3 日以内）における創部確認のためだけの交換はするべきでないと考えている．

4．術後安静度

　四肢など関節部にわたる植皮においては，従来のタイオーバー固定法では副子固定や挙上安静を併用する場合が一般的であった．しかし四肢の安静固定は関節拘縮や廃用性筋萎縮，深部静脈血栓症などの合併症があり，機能保持と改善のためには可及的早期からの運動療法が望ましい．四肢の創において NPWT で植皮を固定することにより，副子固定を行わず術後翌日からリハビリテーションを可能とした報告があり[12~14]，NPWT は術後安静期間を短縮させると考えられる．特に手指や高齢者の下肢症例で有用である．タイオーバー固定法が手術時の結紮の際に全てが決まる静的固定なのに対し，NPWT では移植床の形態変化が生じた場合に機器内での吸引度が変化して絶えず密着させるように力が働く動的固定であることが，体動を許容していると考えられる．しかし NPWT にはリークのリスクがあり，体動を許容するためには陰圧固定を継続させる必要がある．通常の NPWT においてもリークは頻回に経験するため，リークを生じない程度の安静固定は必要と考えており，我々は症例に応じて副子固定や挙上安静を行っている．

5．ドレッシングの外しやすさ

　Chou らはシリコンベースドレッシングを用いた NPWT 固定法は，従来のタイオーバー固定法

と比較して術後およびドレッシング交換時の疼痛が有意に少なかったと報告しており[15]，固定除去の容易さは大きな評価ポイントである．我々はエスアイ®・メッシュに軟膏を塗布することによりさらに外しやすくしている．我々は通常のタイオーバー固定法を行う際にも，植皮上にエスアイエイド®を貼付しているが，たとえ軟膏を塗布していても縫合部が痂皮化して癒着し，外す際に疼痛を生じることがある．また，植皮片とドレッシング材との癒着が高度な場合は植皮片の浮き（創床と植皮片との間の剝離）を誘発する危険もある．軟膏を塗布したエスアイ・メッシュ®にNPWTを組み合わせると痂皮癒着を生じることがほとんどなく，疼痛の少なさに加えて固定除去における意図しない植皮片の浮きの予防に対しても有用である．我々はNPWTの植皮固定における一番のメリットは外しやすさであると考えている．

6．洗浄機能付NPWT

洗浄機能付きNPWTを用いて植皮固定を行う場合に"期待される"効果としては，術後血腫を生じた場合の洗浄であろうか．しかし陰圧で固定している以上植皮下血腫を洗い流すには至らず，創縁よりドレナージされる血液を洗い流す程度に留まると考えられる．間欠陰圧となるNPWTi-dは洗浄中に植皮を浮かせてしまうリスクがあり，NPWTciは限局洗浄であるためどこに生じるか分からない血腫に対しては非効率的である．植皮片を過度に浸軟させる可能性もあり，我々はいずれの洗浄方法も併用していない．川上らはNPWTi-dを使用して植皮固定を行った症例を報告しているが[16]，ドレナージ孔の多い網状植皮を用いたclitical colonizationの制御に有用であった症例であり，単純な植皮固定への効果はまだ不明である．

7．問題点

NPWTを用いて植皮固定を行うためには，植皮片より大きなフィラー，さらに大きな皮膚保護用非固着性ガーゼ，そしてその上からドレープを貼付する必要があり，また連結チューブ貼付部も

それなりの面積があるため，植皮部周囲に貼り代が存在していることが前提条件となる．したがって顔面や外陰部などは貼り代の確保が難しく，本法の適応が難しい部位は存在する．

我々の考える本法のよい適応は，最終的に植皮術で閉鎖する予定のNPWTが有効である創傷で，四肢や関節部などタイオーバー固定法でずれが生じやすいと思われる症例である．しかしながら，本法の一番の問題点は，我が国において植皮固定目的でのNPWTが保険適用外であることである．本邦で植皮固定に使用されているケースは，元々創傷治癒促進目的でNPWTを使用していて，植皮術後も継続して使用している場合がほとんどであると考えられる．植皮固定のみで使用する場合は全ての使用期間において医療機関の持ち出しとなるため，実質導入は不可能であろう．いかにNPWTによる植皮固定が優れていても，本邦ではタイオーバー固定法に取って代わる手段にはなり得ず，コストに見合う症例を選択する必要がある．

まとめ

NPWTの均一に動的に陰圧をかけ続ける作用は，反作用として植皮片の移植床に対する安定した陽圧固定をもたらし，血腫やずれの予防により生着率を高める．非固着性シリコンガーゼを介在させることにより植皮片および周囲皮膚の保護が可能で，またワセリン軟膏の併用によりドレッシング除去時の植皮の浮きや疼痛もほとんど生じさせない．植皮固定法としての機能のみを見れば，従来のタイオーバー固定法と比較して少なくとも劣る点は存在しないと考えている．問題点としては部位の制限と医療費および本邦における保険未承認が挙げられ，症例を選ぶ必要がある．タイオーバー固定法より利点が多いと考えられるようなハイリスク症例に対しては，早期の保険適用が望まれる．

参考文献

1) Argenta, L. C., Morykwas, M. J.：Vacuum-assisted closure：a new method for wound control and treatment：clinical experience. Ann Plast Surg. **38**(6)：563-577, 1997.

2) Kiyokawa, K., et al.：New continuous negative-pressure and irrigation treatment for infected wounds and intractable ulcers. Plast Reconstr Surg. **120**(5)：1257-1265, 2007.

3) 榊原俊介ほか：既存 NPWT デバイスを利用した限局的洗浄側 NPWT 法. 創傷. **7**(3)：110-117, 2016.

4) Tsukada, S.：Transfer of free skin grafts with a preserved subcutaneous vascular network. Ann Plast Surg. **4**：504-506, 1980.

5) Yin, Y., et al.：Negative-pressure therapy versus conventional therapy on split-thickness skin graft：A systematic review and meta-analysis. Int J Surg. **50**：43-48, 2018.
   Summary　植皮固定における NPWT と従来法を比較したメタアナリシス. 高いエビデンスレベルで NPWT の優位性を示した.

6) Isago, T., et al.：Skin graft fixation with negative-pressure dressings. J Dermatol. **30**(9)：673-678, 2003.

7) 藤井美樹ほか：難治性潰瘍に対する bFGF 製剤を併用した持続陰圧療法と植皮による治療. 創傷. **2**(2)：58-64, 2011.

8) Kim, E. K., Hong, J. P.：Efficacy of negative pressure therapy to enhance take of 1-stage alloder-mis and a split-thickness graft. Ann Plast Surg. **58**(5)：536-540, 2007.

9) Ho, M. W., et al.：Prospective evaluation of a negative pressure dressing system in the management of the fibula free flap donor site：a comparative analysis. JAMA Otolaryngol Head Neck Surg. **139**(10)：1048-1053, 2013.

10) 葛西嘉亮ほか：虚血肢に対する低圧陰圧閉鎖療法. 形成外科. **56**(11)：1153-1158, 2013.

11) 伊東　大, 井砂　司：【陰圧閉鎖療法の理論と実践】創面に対する陰圧の効果(理論)と至適陰圧. PEPARS. **97**：1-9, 2015.

12) 川上善久ほか：【陰圧閉鎖療法の理論と実践】上肢に対する陰圧閉鎖療法—植皮の固定としての陰圧閉鎖療法—. PEPARS. **97**：39-47, 2015

13) 兒玉浩希ほか：腓骨皮弁採取部の植皮固定法～従来法 vs 陰圧法～. 日マイクロ会誌. **30**(2)：60-64, 2017.

14) 千田恵理奈ほか：下肢の全層植皮後に床上安静を要しなかった後期高齢者の3症例—陰圧閉鎖療法による植皮固定—. 日形会誌. **39**：205-210, 2019.

15) Chou, P. R., et al.：Retrospective study on the clinical superiority of the vacuum-assisted closure system with a silicon-based dressing over the conventional tie-over bolster technique in skin graft fixation. Medicina(Kaunas). **55**(12)：781, 2019.

16) 川上善久ほか：植皮固定に洗浄液周期的自動注入機能付き陰圧閉鎖療法が有用であった1例. 創傷. **10**(2)：77-81, 2019.

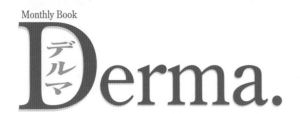

Monthly Book

Derma.

デルマ

新刊
No.294

"顔の赤み"
鑑別・治療アトラス

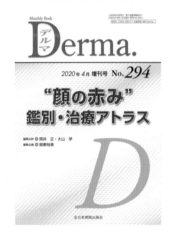

MB Derma. No. 294 2020 年 4 月増刊号
- 編集企画：関東 裕美
  （東邦大学医療センター大森病院臨床教授）
- 定価（本体価格 5,800 円＋税）　● B5 判　● 276 ページ

"顔の赤み" の鑑別・治療をまとめた実践書！

アトピー性皮膚炎、酒皶、皮膚感染症、膠原病などの皮膚疾患に伴うものや、日用品や治療薬が原因で生じているもの、悪性腫瘍が背景に存在しているものなど、多種多様な原因が考えられる "顔の赤み"。
他疾患と見間違えないための鑑別診断の要旨をわかりやすく解説し、さらにそれぞれの原因に応じた治療の実際についても詳述！
多数の症例報告から学べる必読の一書です！！

▶目 次

（株）全日本病院出版会　www.zenniti.com

〒 113-0033　東京都文京区本郷 3-16-4　　電話(03)5689-5989　　FAX(03)5689-8030

PEPARS No.167：63-70, 2020

◆特集／NPWT（陰圧閉鎖療法）を再考する！

在宅における NPWT

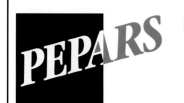

木下　幹雄*

Key Words：在宅（home care），陰圧閉鎖療法（negative pressure wound therapy），多職種連携（multi-disciplinary cooperation），PICO®，SNaP®

Abstract　　在宅では利用できる物的・人的資源が限られており，患者の ADL や社会的背景に応じて有効に環境調整を行うことは特に重要である．このような状況の中で，在宅における NPWT は治療期間を短縮できること，処置回数を減らし患者の苦痛を軽減できること，医療従事者の労力を減らすことができること，などメリットも多い．しかし，常時医療者がいない中での医療行為になるため，適応や継続の判断はより慎重に行う必要がある．患者のメリットを最大化するため，より多くの特定看護師や皮膚・排泄ケア認定看護師を含めた創傷ケアの専門家の在宅への参入が期待される．

はじめに

在宅における局所陰圧閉鎖処置は2020年4月の医療保険改定より正式に認可され算定が可能となった．在宅における創傷治療の特徴は，医療従事者の目が届かない時間が長いこと，多職種の介護者が介入するため，治療のために情報共有や連携が不可欠であることなどが挙げられる．上記の特徴に注意を払う必要はあるが，在宅におけるNPWTのメリットは多く，中でも処置の回数を減少させることができる点，創傷治癒を促進できる点は大きい．在宅での使用上の注意点に触れながら，実際の使用症例について紹介する．

在宅における創傷治療の特徴

自宅でNPWTを使用する上では，在宅での創傷治療の特徴を理解しておくことが重要である．

* Mikio KINOSHITA, 〒196-0003　昭島市松原町 2-8-8 シャトレー昭島1F　TOWN 訪問診療所，院長

まず，患者の ADL，社会的背景，要介護度などにより，介護にあたるスタッフは多種多様である．キズの処置を行うスタッフも状況により大きく異なる．家族が処置や介護に積極的であるかどうか，訪問看護がどの程度介入できるか，デイサービスの看護師が処置に参加できるか，透析を行っていれば透析室の看護師は協力的か，入浴サービスの看護師が処置に入れるか，など患者の創部の状態や全身状態に合わせ，利用できるサービスを組み合わせて最適な環境の調整を行う必要がある．また，多職種のスタッフが1人の治療に関わる場合，治療のための意思統一，連携は不可欠である．定期的な担当者会議を開くことは1つの手段だが，頻回に開催することは難しい．従来のFAX，電話による連絡のほか，ITツールを積極的に活用していくことは今後の課題になってくると考えている．

もう1点の在宅での創傷治療の特徴としては，医療従事者の目が届かない時間が長いところである．仮に1日おきに処置を行う場合，医療者の観察が48時間入らないことになる．つまり，出血や感染といった創傷の変化，患者さんの血圧や発熱

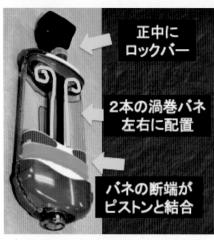
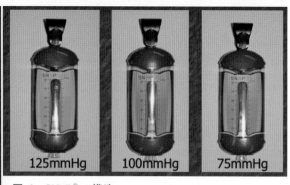

図 1. SNaP® の構造
2本の引張コイルばねが左右に配置され，一端がピストンと結合している．正中のロックバーを抜くと陰圧が付加される．

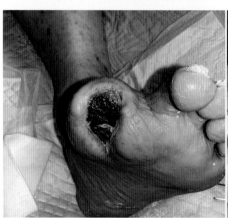
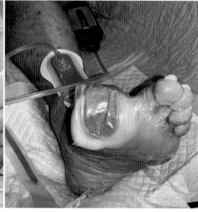

a｜b

図 2.
SNaP® の特徴
好きな形にフォームや被覆材を切って加工することができるため，足先などの複雑な形状や深く掘れた潰瘍に適している．

といった全身性の変化に気付くタイミングが遅くなる可能性がある．

　上記のような在宅創傷治療の特徴を踏まえ，様々なスタッフが介入しても治療に誤ちが生じにくいよう，「できるだけシンプルな治療法への統一」を心がける必要がある．具体的には，複数のキズがあっても，場所ごとに軟膏を変えたり処置方法を変えたりしないようにする．また，処置法のバリエーションが生じにくいように，処置の材料を限定するように心がけている．

　医療従事者の目が離れる時間が長いため，デブリードマンを行う際などは医療機関で行う時ほど完全を目指さず，できるだけ出血が起こらない範囲にとどめ，十分に止血が得られていることを確認するようにしている．また，感染や炎症を含めキズに変化が起こる可能性がある場合には，家族やヘルパーを含めた介護者に注意事項を十分に説明・指導し，早めに報告を入れてもらうようにす

るほか，状況に応じて医療従事者の介入の頻度を変えるように工夫している．

在宅で使用できる NPWT 機器の特徴

　現在，在宅で使用できる NPWT の機器は，Smith & Nephew 社の PICO® と 3M/KCI 社の SNaP® の2機種のみとなっている．いずれの機種も小型・軽量で携帯性に優れ，患者の ADL を妨げないという点で共通しているが，それぞれ異なった機構で陰圧をかける仕組みとなっており，使用に適した傷の特徴に若干の違いがある．それぞれの機種の特徴につき紹介する．

SNaP® の特徴

　陰圧をかけるキャニスターが注射器のような構造になっており，2本のゼンマイ状のばね（引張コイルばね）が短縮することで陰圧を付加する機構となっている．陰圧はばねの強さにより－75

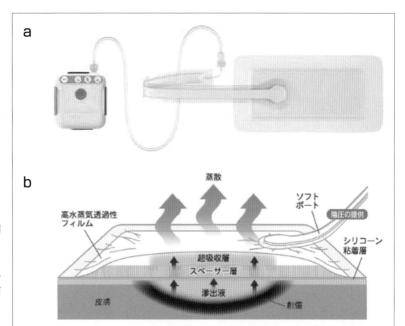

図 3.
PICO® の特徴
　a：創傷被覆材に陰圧が付加
　　できるようになった製品
　b：液体を貯蔵するキャニス
　　ターは存在せず．被覆材の
　　吸収層にためた水分を表面
　　から蒸散させる機構

a|b|c

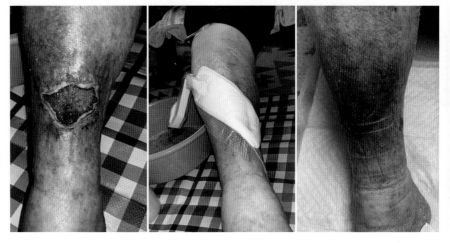

図 4.
PICO® に適した創傷
　a：右下腿前面凹凸の少な
　　い平坦な創傷
　b：PICO® を貼付した所
　　見．容易に貼付可能
　c：PICO® 使用 4 週間後．
　　順調に上皮化が進行した．

mmHg，－100 mmHg，－125 mmHg の 3 種類を選択することが可能で，局所の血流や痛みの強さなどにより変えることが可能である（図 1）．

また，創部への装着は，フォームを充填してから陰圧チューブの連結されたハイドロコロイドを貼付して密閉する方法を採用している．好きな形にフォームを切って充填したり，ハイドロコロイドを細工できるため，足先などの複雑な形状や，やや深掘れした創傷により適している（図 2）．

PICO® の特徴

電池駆動でモーターを回し，陰圧を付加するタイプの陰圧閉鎖療法機器である．本体に滲出液をためるキャニスターは存在せず，貼付した被覆材の超吸収層に滲出液を吸収させ，滲出液の水分を被覆材の表面から蒸散させる機構を採っている．付加できる陰圧の強さは－80 mmHg のみとなっており，それ以上の強い陰圧はかけることができない（図 3）．

PICO® の特徴は被覆材を貼付するだけで簡単に NPWT を開始することができる点である．一方で，被覆材の形状を使用者が変えられないため，複雑な形状の創部には使用しにくい．背中や殿部など，比較的平坦で広い面に対して使用しやすい機器である（図 4）．

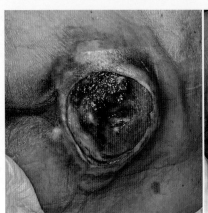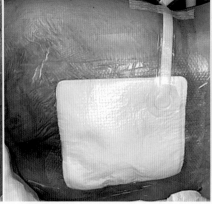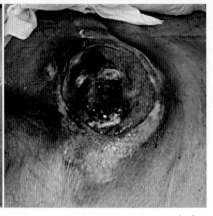

図 5. 適応が不適切であった症例　　　　　　　　　　　　　a｜b｜c

肉芽の色調が一部悪い部分があったが，PICO® での陰圧療法を開始した．交換時(c)に色調悪化と悪臭を認め，滲出液の粘稠度が上がり，感染が疑われ NPWT 中止となった．

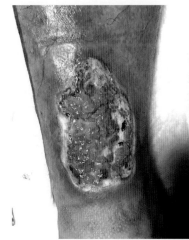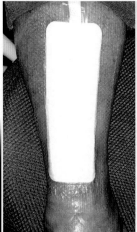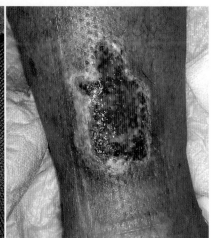

図 6. 適応が適切であった症例　　　　　　　　　　　　　a｜b｜c

壊死組織がほとんどなく肉芽の色調も良好．全体から良性の肉芽が増生してきているのがわかる．3 週間後の所見(c)では表面が平坦となり，周囲より上皮化が進行している．

在宅における NPWT の注意事項

　NPWT 導入時の注意事項は入院や通院時と同様だが，在宅で行う場合，先述の通り医療従事者の目が届かなくなる時間が長いため，より慎重に適応の評価を行う必要がある．

　上記のように在宅現場において無理のない範囲でのデブリードマンを繰り返すことで壊死組織がほとんどない状態まで，十分に取り除かれていること・良性肉芽が創部全体から上がり始めている

こと(これがとても重要)・きちんと止血が得られていること・滲出液の量が小さな機器でも次回交換時までに十分に吸収できるか評価すること，など，病院で行う場合よりも慎重に検討する必要がある(図 5, 6)．

　NPWT 使用中は感染の悪化に注意が必要である．全身性の発熱，血圧低下などバイタルサインに変化があれば直ちに報告してもらうように，介護者に指導しておく必要がある．また，訪問看護が入っている場合には，吸引されている滲出液の

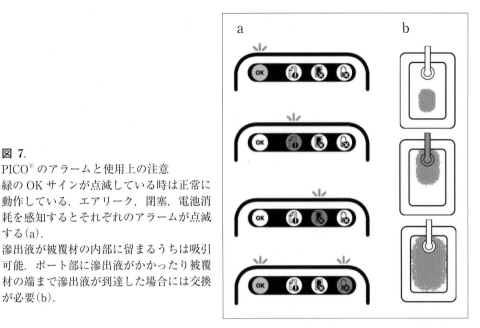

図 7.
PICO® のアラームと使用上の注意
緑の OK サインが点滅している時は正常に
動作している．エアリーク，閉塞，電池消
耗を感知するとそれぞれのアラームが点滅
する(a).
滲出液が被覆材の内部に留まるうちは吸引
可能．ポート部に滲出液がかかったり被覆
材の端まで滲出液が到達した場合には交換
が必要(b).

性状に注意してもらい，悪臭についても有無を報告してもらうように指導する．

　そのほか，使用中の注意事項として，吸引機器の容量をオーバーしていないかを確認するほか，空気の漏れ(エアリーク)などにより吸引状態が保たれなくなっていないかをチェックしてもらう必要がある．吸引状態が保たれなくなった場合の対処法なども事前に決めておく必要があるが，筆者は報告を入れてもらった上で，修復可能な場合には周囲をフィルムで補強してもらい，吸引を続行する．修復不能な場合には，すべてを外してもともと行っていた軟膏処置に戻すように指導している．そのほかのチェック事項としては，PICO® では電池残量の不足が挙げられる．電池が不足となった場合，右端の警告ランプが点滅するため，容易に確認が可能である．電池残量がなくなった場合，電池を新しいものに入れ替えるだけで治療の続行が可能となる(図7)．

在宅における NPWT のメリット

　NPWT を行う最大の利点は創傷治癒を促進できる点である．陰圧の刺激により肉芽増生を促進し，過剰な滲出液を排出することで炎症反応を軽減する．また，創収縮の効果もあり，うまく使用できれば，創面積の縮小が効率的に得られる[1)2)]．

　2 点目の大事なポイントは，処置の回数を減らすことができる点である．通常は創部の処置は毎日行わなければならないが，患者にとって処置の時間は痛みの伴う苦痛の時間である．その回数を週に 2 回程度に減らすことができる点は患者にとって喜ばしいことである．また，医療従事者の介入回数を減らすことができることは，医師，看護師の労力を軽減でき，医療費を削減できる点で意味が大きい[2)]．

　また，今回の改定により，従来では入院でのみ行われていた高度な創傷治療を在宅でも受けられるようにした点で今後の創傷治療を大きく変える可能性があり，期待も大きい．

在宅 NPWT の保険算定

　在宅 NPWT は従来の外来で行われていた局所陰圧閉鎖処置と同等の算定が可能である．

　具体的には面積に応じた「局所陰圧閉鎖処置」を交換日に算定することができる．加えて初回の交換の際のみ，「初回加算」を算定することができる．そのほか，面積に応じたフォームの材料費を算定できるほか，陰圧を付加させるためのカートリッジを交換した場合には，こちらも算定することが可能である．やや高額の治療法になるが，創部を治癒に向けて早く改善できること，処置の回

表 1. 在宅 NPWT の算定方法
面積に応じた局所陰圧閉鎖処置点数を算定可能. 初回の装着のみ加算を算定できる.
そのほか使用したフォームとカートリッジをそれぞれ算定可能.

局所陰圧閉鎖処置（入院外）			1 ＜100 cm²	2 100～200 cm²	3 ≧200 cm²
処置料	J003-2 局所陰圧閉鎖処置	初回加算点数（初回貼付時のみ）注	1,690 点	2,650 点	3,300 点
		処置点数	240 点	270 点	330 点
材料	特定保健医療材料	局所陰圧閉鎖処置用材料	20 円/cm²		
		陰圧創傷治療用カートリッジ	19,800 円		

表 2. 関連学会等の定める適正使用に係る指針
医師は創傷治療と陰圧閉鎖療法の十分な経験のあるもの（形成外科等）
看護師は創傷関連の特定看護師または皮膚・排泄ケア認定看護師であるべきと指針が出された.

■関連学会等の定める適正使用に係る指針
一般社団法人 日本形成外科学会

「在宅医療における局所陰圧閉鎖療法の適正使用に係る適正使用指針の策定について」
＜実施者要件＞
医師又は訪問看護ステーションなどの看護師等（創傷管理関連の特定行為研修を修了したもの，もしくは日本看護協会が定める皮膚・排泄ケアに関する認定看護師教育課程を終了した者に限る）

＜実施に関する留意事項＞
訪問看護ステーション等の看護師等（創傷管理関連の特定行為研修を修了したもの，もしくは日本看護協会が定める皮膚・排泄ケアに関する認定看護師教育課程を終了した者に限る）が当該材料を使用して処置を実施する場合には，創傷治療および陰圧閉鎖療法の十分な経験のある医師（形成外科専門医等）の指示の下で実施し，当該医師と十分な連携を図ること

数を軽減できることを顧みるとメリットも大きい. また，後期高齢者では条件により支払いの上限額が決まっているため，場合により導入しやすいこともある（表 1）.

「関連学会等の定める適正使用に係る指針」では，治療を行い看護師に指示を出せる医師と処置を実施する看護師の資格・条件として日本形成外科学会から提案が出されている. つまり，医師に関しての条件は「創傷治療および陰圧閉鎖療法の十分な経験のある医師（形成外科専門医等）」としており，知識，経験のある医師が処置を行い，指示を出すべきであると提案している. 看護師に関しては，「創傷関連の特定行為研修を終了したもの，もしくは皮膚・排泄ケア認定看護師に限る」と

していて，創傷の基礎知識のある看護師に限定すべきであると提案している（表 2）.

在宅 NPWT の実際

在宅において NPWT を行い，良好な結果が得られた症例を紹介したい.

症例：69 歳，男性. 左下肢壊疽
糖尿病，慢性腎不全（透析導入）を基礎疾患として有している. 3 か月前より左第 2 趾に壊疽が出現. 壊疽から感染し，入院. 左第 2～5 趾を切断し，屈筋腱に沿って感染が波及していたため，足底にも切開を加え感染した組織をデブリードマンした. 感染が落ち着いた時点で，自宅への退院を進めることとなった. 帰宅に合わせて，ただちに

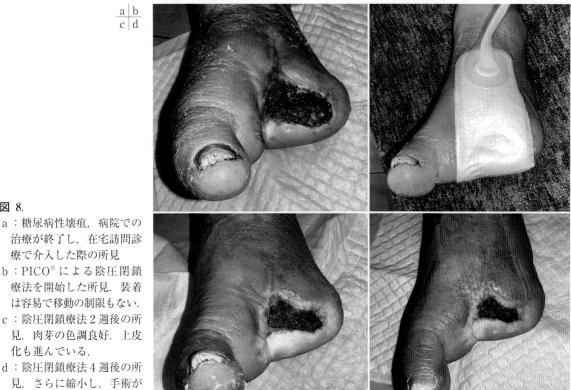

図 8.
a：糖尿病性壊疽．病院での治療が終了し，在宅訪問診療で介入した際の所見
b：PICO® による陰圧閉鎖療法を開始した所見．装着は容易で移動の制限もない．
c：陰圧閉鎖療法 2 週後の所見．肉芽の色調良好．上皮化も進んでいる．
d：陰圧閉鎖療法 4 週後の所見．さらに縮小し，手術が不要になった．

在宅訪問診療と訪問看護を行えるように調整し，創処置のための物品なども準備した．

退院時は，肉芽の色調は良好で血流も保たれ感染所見は認めなかった（図 8-a）．

壊死組織はほぼ完全に除去されており，陰圧閉鎖療法の適応であると判断し，PICO® の装着を行った（図 8-b）．

陰圧閉鎖療法開始から 2 週間後の所見では肉芽の状態はさらに改善し，周囲からの上皮化が進行している（図 8-c）．

4 週間後の所見では，さらに創部が縮小しているのがわかる．介入当初は植皮術を行って創部の閉鎖を試みる予定であったが，4 週間の陰圧閉鎖療法により保存的治療での治癒が視野に入ったため，保存的治療で現在も処置を継続している（図

8-d）．

陰圧閉鎖療法の交換頻度は週に 2 回を基本としたが，毎回，医師が訪問して交換することは訪問診療の負荷が大きくなることと，医療費の負担も大きくなることが想定されたため，自院の特定看護師を活用することとした．具体的には週のうち 1 回は特定看護師に PICO® 交換指示を出し，介護保険で介入した．もう 1 回を訪問診療の医師が交換することとした（表 3）．

NPWT の導入により，患者は処置の回数を週に 2 回に減らすことができ苦痛が軽減されるうえ，医師と看護師が交互に処置に入ることにより，医師は訪問回数の負担を減らすことができ患者の医療負担も軽減できた．滲出液の量が多く，アラームが点滅してご家族から報告の電話を受け

表 3．陰圧閉鎖療法の交換サイクルの例
週の 1 回は特定看護師に交換を依頼し，もう 1 度の交換は訪問診療で行うこととした．患者の苦痛軽減，医師の労力軽減に効果的であった．

曜日	月	火	水	木	金	土	日
陰圧処置		特定 Ns			訪問診療		

ることもあったが，訪問看護師へ連絡し，電源を
OFFにして全てを取り外し，元々の軟膏処置に戻
しておいていただくことで，問題なく処置の継続
が可能であった．また，訪問看護師が身体ケアで
介入する際に，陰圧のチェックもお願いすること
で，より安全にNPWTを継続することが可能で
あった．

在宅NPWTの展望

　現在，在宅で使用できるNPWTの機器は先述
した通り，PICO®とSNaP®の2機種のみとなっ
ている．これらの2機種はいずれも小型で携帯性
は優れるが，滲出液の吸収可能な量が限られ，大
きな創傷や滲出液の量が多い創傷には使用するこ
とが困難である．

　今後，在宅でのNPWTの有用性が大きく周知
され，多くの在宅ドクターが使用するようになれ
ば，病院で使用されているような大型の吸引機
器，洗浄機能付きの機器が在宅でも使用可能にな
ると考えている．

　また，NPWTは週に2回程度の交換が不可欠な
治療法である．そのすべての交換を在宅診療医が
行うことは医師への負担が大きく，現実的ではな
い．症例の項でも紹介したが，より多くの特定看
護師，皮膚・排泄ケア認定看護師らの在宅への参
入により，創傷の評価を的確にできるスタッフが
定期的に介入できるようになり，訪問看護師への
指導や啓蒙が拡大する．同時に，患者さんやご家
族に，より近い目線で状況を説明できるようにな
るため，治療の確実性，安全性が向上し，医師の
負担軽減，患者満足度の向上にも貢献すると考え
られる．多くの創傷の専門家が在宅へ目を向け，
参入してくれることを期待している．

参考文献

1) Saxena, V., et al.：Vacuum-assisted closure：
microdeformation of wounds and cell prolifera-
tion. Plast Reconstr Surg. 114(5)：1086-1096,
2004.
2) Dowsett, C., et al.：Use of PICO™ to improve
clinical and economic outcomes in hard-to-heal
wounds. Wounds Int. 8(2)：52-58, 2017.

きず・きずあとを扱うすべての外科系医師に送る！

ケロイド・肥厚性瘢痕 診断・治療指針 2018

編集／瘢痕・ケロイド治療研究会

2018年7月発行　B5判　オールカラー　102頁　定価(本体価格3,800円＋税)

難渋するケロイド・肥厚性瘢痕治療の道しるべ
瘢痕・ケロイド治療研究会の総力を挙げてまとめました！

目　次

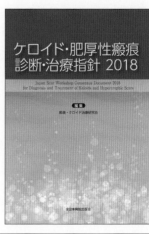

▼check !!

（株）全日本病院出版会

〒113-0033　東京都文京区本郷3-16-4
TEL：03-5689-5989　FAX：03-5689-8030
www.zenniti.com

PEPARS No.167：72-82, 2020

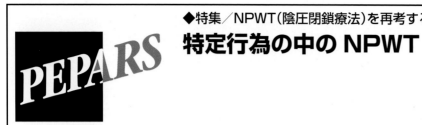

◆特集／NPWT(陰圧閉鎖療法)を再考する！

特定行為の中の NPWT

渡辺 光子*

Key Words：局所陰圧閉鎖療法(negative pressure wound therapy)，特定行為(specified medical acts)，特定行為研修 (training for specified medical acts)，手術部位感染(surgical site infection；SSI)

Abstract 2015 年に創設された「看護師が行う特定行為の研修制度」により，特定行為研修を修了した看護師は，手順書の範囲内であれば，限られた範囲で医行為を行うことができるようになった．これにより，病院や在宅などで，医師の包括的指示のもとに，看護師がデブリードマンや NPWT をタイムリーに行うことが可能となり，創傷治癒促進や重症化予防への効果が期待されている．NPWT においては，医師との役割分担，業務の効率化，患者中心の医療の促進などのメリットが挙げられる．臨床の現場で，実際どのように特定行為として NPWT を行っているのか，症例を紹介し，報告する．

看護師が行う特定行為について

1．概 要

我が国では，ベビーブーム世代が後期高齢者(75 歳以上)となる 2025 年問題を目前に控え，さらに 2055 年には超高齢・多死社会が到来すると予測されている．医療や介護のニーズが増大する中，医師や看護師は圧倒的に不足し，医療崩壊が危惧されており，今後は，医師が行っていた医行為の中でも危険性の低い医行為を看護師が担い，看護師が行っていたことを介護職等が行うなどのタスクシフティングを推進していく必要がある[1]．

このような中，厚生労働省が設置したチーム医療推進会議は，「チーム医療の推進に関する検討会報告書」(厚生労働省，2010 年)[2]を取りまとめた．これにより専門的な臨床実践能力を有する看護師の養成と，チーム医療の一環として看護師が

医師または歯科医師の指示の下に，従来の「診療の補助」に含まれないとされてきた一部の医行為を，医師の指示を受けて実施できる新たな枠組みが構築されることとなった[2]．

その後の試行事業を経て，2015 年 10 月「看護師が行う特定行為の研修制度」が創設された[3]．この中で「特定行為は，診療の補助であり，看護師が手順書により行う場合には，実践的な理解力，思考力及び判断力並びに高度かつ専門的な知識及び技能が特に必要とされる 38 行為をさす」と述べられている．この 38 行為のうちの 1 つに「創傷に対する陰圧閉鎖療法」(以下，NPWT)があり，「褥瘡又は慢性創傷の治療における血流のない壊死組織の除去」(以下，デブリードマン)とともに，創傷管理関連として区分されている(表 1)[4]．

この制度により，所定の特定行為研修を修了した看護師は，医師・歯科医師があらかじめ作成した手順書(指示)によって，タイムリーに特定の医行為を実践することができるようになった(図1)．手順書とは，看護師に診療の補助を行わせるための指示であり，各医療現場において，医師ま

* Mitsuko WATANABE，〒270-1694 印西市鎌苅 1715 日本医科大学千葉北総病院，看護師長／褥瘡管理者

表 1. 看護師が行う特定行為（21 区分，38 行為）

特定行為区分	特定行為
呼吸器（気道確保に係るもの）関連	経口用気管チューブ又は経鼻用気管チューブの位置の調整
呼吸器（人工呼吸療法に係るもの）関連	侵襲的陽圧換気の設定の変更，非侵襲的陽圧換気の設定の変更，人工呼吸管理がなされている者に対する鎮静薬の投与量の調整，人工呼吸器からの離脱
呼吸器（長期呼吸療法に係るもの）関連	気管カニューレの交換
循環器関連	一時的ペースメーカの操作及び管理，一時的ペースメーカリードの抜去，経皮的心肺補助装置の操作及び管理，大動脈内バルーンパンピングからの離脱を行うときの補助の頻度の調整
心嚢ドレーン管理関連	心嚢ドレーンの抜去
胸腔ドレーン管理関連	低圧胸腔内持続吸引器の吸引圧の設定及びその変更，胸腔ドレーンの抜去
腹腔ドレーン管理関連	腹腔ドレーンの抜去（腹腔内に留置された穿刺針の抜針を含む.）
ろう孔管理関連	胃ろうカテーテル若しくは腸ろうカテーテル又は胃ろうボタンの交換，膀胱ろうカテーテルの交換
栄養に係るカテーテル管理（中心静脈カテーテル管理）関連	中心静脈カテーテルの抜去
栄養に係るカテーテル管理（末梢留置型中心静脈注射用カテーテル管理）関連	末梢留置型中心静脈注射用カテーテルの挿入
創傷管理関連	褥瘡又は慢性創傷の治療における血流のない壊死組織の除去，創傷に対する陰圧閉鎖療法
創部ドレーン管理関連	創部ドレーンの抜去
動脈血液ガス分析関連	直接動脈穿刺法による採血，橈骨動脈ラインの確保
透析管理関連	急性血液浄化療法における血液透析器又は血液透析濾過器の操作及び管理
栄養及び水分管理に係る薬剤投与関連	持続点滴中の高カロリー輸液の投与量の調整，脱水症状に対する輸液による補正
感染に係る薬剤投与関連	感染徴候がある者に対する薬剤の臨時の投与
血糖コントロールに係る薬剤投与関連	インスリンの投与量の調整
術後疼痛管理関連	硬膜外カテーテルによる鎮痛剤の投与及び投与量の調整
循環動態に係る薬剤投与関連	持続点滴中のカテコラミンの投与量の調整，持続点滴中のナトリウム，カリウム又はクロールの投与量の調整，持続点滴中の降圧剤の投与量の調整，持続点滴中の糖質輸液又は電解質輸液の投与量の調整，持続点滴中の利尿剤の投与量の調整
精神及び神経症状に係る薬剤投与関連	抗けいれん剤の臨時の投与，抗精神病薬の臨時の投与，抗不安薬の臨時の投与
皮膚損傷に係る薬剤投与関連	抗癌剤その他の薬剤が血管外に漏出したときのステロイド薬の局所注射及び投与量の調整

（厚生労働省：看護師の特定行為研修制度ポータルサイト内リーフレットより引用）

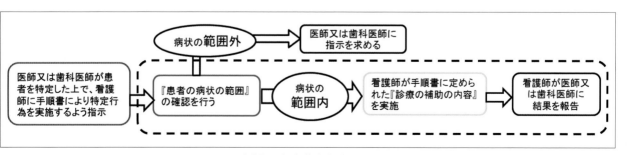

図 1. 看護師が行う特定行為；実施の流れ
（厚生労働省ホームページ「特定行為に係る看護師の研修制度」より引用）

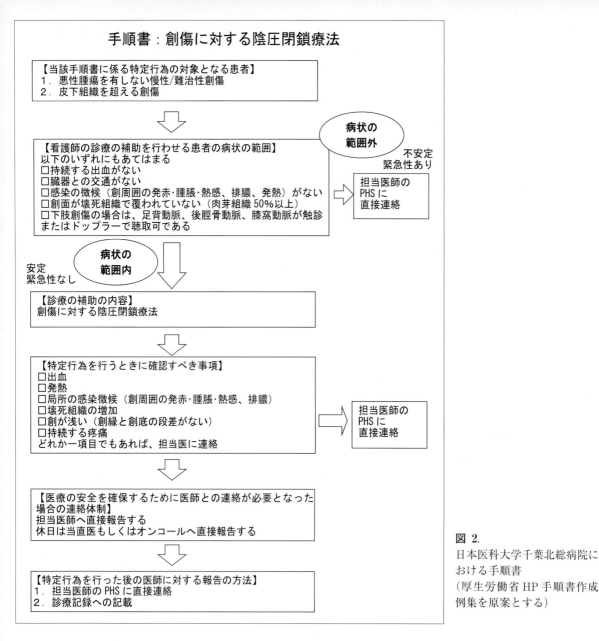

手順書：創傷に対する陰圧閉鎖療法

【当該手順書に係る特定行為の対象となる患者】
1．悪性腫瘍を有しない慢性/難治性創傷
2．皮下組織を超える創傷

【看護師の診療の補助を行わせる患者の病状の範囲】
以下のいずれにもあてはまる
□持続する出血がない
□臓器との交通がない
□感染の徴候（創周囲の発赤・腫脹・熱感、排膿、発熱）がない
□創面が壊死組織で覆われていない（肉芽組織50%以上）
□下肢創傷の場合は、足背動脈、後脛骨動脈、膝窩動脈が触診
またはドップラーで聴取可である

病状の
範囲外
不安定
緊急性あり
担当医師の
PHSに
直接連絡

安定
緊急性なし
病状の
範囲内

【診療の補助の内容】
創傷に対する陰圧閉鎖療法

【特定行為を行うときに確認すべき事項】
□出血
□発熱
□局所の感染徴候（創周囲の発赤・腫脹・熱感、排膿）
□壊死組織の増加
□創が浅い（創縁と創底の段差がない）
□持続する疼痛
どれか一項目でもあれば、担当医に連絡

担当医師の
PHSに
直接連絡

【医療の安全を確保するために医師との連絡が必要となった
場合の連絡体制】
担当医師へ直接報告する
休日は当直医もしくはオンコールへ直接報告する

【特定行為を行った後の医師に対する報告の方法】
1．担当医師のPHSに直接連絡
2．診療記録への記載

図 2.
日本医科大学千葉北総病院に
おける手順書
（厚生労働省HP手順書作成
例集を原案とする）

たは歯科医師が看護師等と連携して作成されるものである．この手順書については，例集が厚生労働省のホームページに掲載されており，ダウンロードすることができる．それをもとに各施設や在宅の状況に応じたものを作成することが可能となっている[5]．NPWTの手順書の作成例を図2に示す．

2．医療機関における特定行為実践までの流れ

特定行為研修を修了した看護師（呼称：特定看護師，特定ケア看護師など（以下，特定看護師））が，実際に施設や在宅で特定行為を実践していく

ためには準備が必要である．実践までの過程について，筆者の所属施設を例として紹介する．

当院は病床数574床の大学病院であり，特定看護師は筆者を含め3名在籍（2020年6月現在）している．3名のうち，筆者を含む2名は皮膚・排泄ケア認定看護師で，褥瘡管理者として専従業務に就いている．もう1名は集中ケア認定看護師であり，3名いずれも創傷管理領域の特定行為研修を修了している．当院では2013年（当時は看護師特定行為試行事業）から，「創傷に対する陰圧閉鎖療法」と「褥瘡又は慢性創傷の治療における血流のな

病院長、看護部長の承諾

医療安全管理委員会により承認

＜安全性の担保＞
医療安全に関わる管理体制を整備

＜特定行為実践マニュアルの作成＞
①医療安全管理組織/指針/マニュアル整備
/患者様相談窓口の確認、等
②事故発生時の対応手順
③手順書の作成
④承諾書の作成

院内へ周知

特定行為の実践

開始後期間	指導医の関わり	特定行為の指示者	医療安全管理委員会への報告
1年目	直接指導	主治医、指導医	指導医と特定看護師が報告（3か月毎）
2年目	相談役 （特定看護師が必要と判断した場合に相談を受ける）	主治医	指導医と特定看護師が報告（6か月毎）
3年目以降	（独立）	主治医	特定看護師が報告（6か月毎）

図 3. 当院における特定行為実践までの流れ

図 4.
特定行為・実践のべ件数（日本医科大学千葉北総病院）

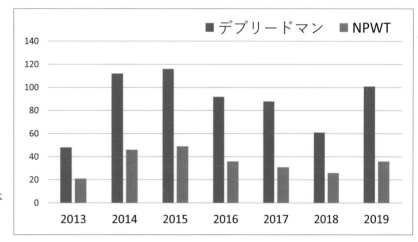

い壊死組織の除去」の2つの特定行為について，看護師による実践を開始した．

　院内で特定行為を開始するにあたり，実践する特定行為ごとの手順書の作成と，医療安全上の管理体制の整備が必要であった．当院では，手順書（図2）を含む特定行為実践マニュアルを作成し，医療安全管理委員会での承認を受けて（図3）実践を開始した．開始直後の1年は指導医である形成外科医が担当している患者を中心に，直接指導を受けながらデブリードマンやNPWTを実施した．

その後，他の診療科の医師からの依頼を受け，実践の対象を広げていき，3年目以降は独立して活動するに至った．指導医は相談役となり，独立後は困難症例や判断に迷う場合など，特定看護師が必要とする場合に相談し助言を受けられる体制となっている．また定期的に同委員会で実践報告を行っている（図3）．昨年の院内における特定行為NPWT実践件数は延べ36件（2019年）であった（図4）．

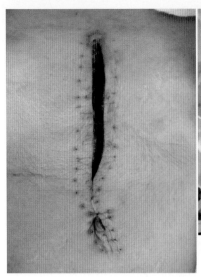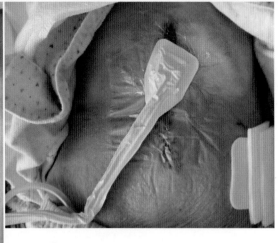

図 5. 症例 1：90 歳代，女性．腹部 SSI
穿孔性胃癌（腹膜播種），急性汎発性腹膜炎にて幽門側胃切除術施行後13日目
に NPWT を開始した．

NPWT 実践症例

特定行為として自施設で実践した NPWT の症例について紹介する．

1．腹部 SSI（Surgical Site Infection）

症例 1：90 歳代，女性

穿孔性胃癌（腹膜播種），腹膜炎で幽門側胃切除術施行．術後 7 日目に抜糸後，創離開した．患者の状態は手順書の範囲内と判断できたため，主治医の指示の下，特定行為として NPWT を開始する方針となった．特定看護師が主体となりデブリードマンと創洗浄，および外用剤による Wound Bed Preparation を実施後，術後 13 日目に NPWT を開始した（図5）．患者は軽度の認知症があり，術後せん妄を認めていたため，日常生活のリズムを崩さないよう，食事やリハビリ，処置などの時間を調整していた．週2〜3回のフォーム交換は主として特定看護師が行い，処置時間の調整が可能な場合には主治医とともに実施した．その後は順調に良性肉芽が増殖し，術後22日目に再縫合による創閉が検討された．しかし，患者・家族がより苦痛の少ない方法を望んだため，カンファレンス（外科医・特定看護師・病棟看護師）の上，スキンクロージャーでの固定と PICO™創傷治癒システム（以下，PICO）による創閉鎖を目指すこととした．さらに早期退院を望む患者・家族に対し，介護力や通院の必要度を含めて在宅でのPICO 継続が可能かどうか判断し，生活指導を行った．術後 31 日目に PICO を装着した状態で退院となった．外来では，医師は全身管理を主に診察し，PICO の交換と創の評価，在宅での管理状況の確認は特定看護師が行った．術後38日目となる外来日に閉創を確認した（図6）．

この症例のように，NPWT の開始前や実施期間中にデブリードマンが必要になるケースは少なくない．皮膚・排泄ケア認定看護師として培ってきた創傷管理のアセスメント経験を活かしつつ，NPWT と合わせてデブリードマンを随時実施することで，wound bed preparation を行いながら治癒促進を図れた．また，これまではデブリードマンや NPWT は医師が行う行為と限定されていため，多忙な医師のスケジュールに合わせると，処置時間が患者の食事やリハビリの時間と重なってしまったり，夜勤の時間になってしまう場合もあった．患者の生活リズムを優先してケアを行うことは，認知症や術後せん妄の改善を図るためにも有効とされている．

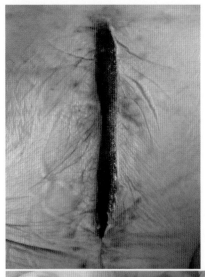
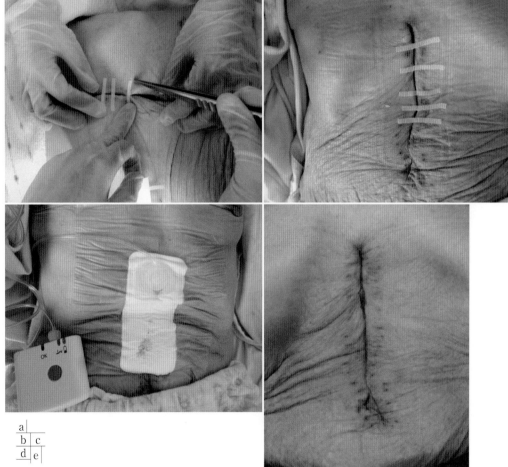

図 6. 症例 1：90 歳代，女性

a～c：術後 22 日．スキンクロージャーでの固定と簡易型 NPWT（PICO™ 創傷治癒システム）へ変更して管理することにした．

d：術後 31 日目，退院時

e：術後 38 日目，外来にて閉創を確認した．

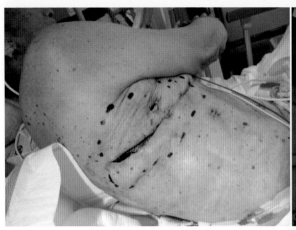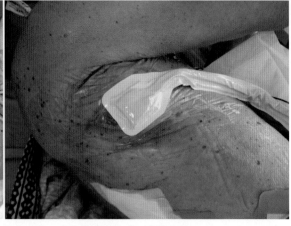

図 7. 症例 2：70 歳代，男性．胸部中部食道癌，右開胸開腹食道亜全摘術後
　a：術後 16 日目．創サイズ 20×9.5 cm（皮下ポケット含）
　b：創の縮小を目的に，NPWT を施行した．

a｜b

2．開胸術後の離開創

症例 2：70 歳代，男性

　胸部中部食道癌にて右開胸開腹食道亜全摘術施行．術後 10 日目に膿瘍を認め，創部を開放，その後汚染されたトロッカーカテーテルは抜去され，アスピレーションカテーテルが留置された状態であった．術後 16 日目に主治医より特定看護師へ創部管理についてコンサルテーションがあり，介入を開始した．この時点で右胸部に皮下ポケットを含む 20×9.5 cm の離開創があり，創部からは膿性の滲出液を認めた．創と胸腔とが交通して呼吸性にエアリークがあり，管理の難しい創であった．通常，感染創や体腔に交通する創には，洗浄を伴わない陰圧閉鎖療法は適応外となるが，胸腔への膿の流入を回避してさらに創を縮小させていくことを目指し，カンファレンス（消化器外科医・特定看護師・呼吸サポートチーム（RST）集中ケア認定看護師・病棟看護師）で検討した結果，厳重管理下で NPWT を実施することとなった．

　創部の感染増悪を防ぐために，フォーム交換は 2 日以内の短期交換とし，主治医不在時は他の医師と特定看護師とで処置を行うようにした（図 7）．

　NPWT 開始 8 日目，創培養で MRSA が検出されバンコマイシン投与となった．その後，膿胸は改善して人工呼吸器からの離脱が図れ，リハビリが開始された．創底は赤色の良性肉芽となりポケットサイズが縮小した（図 8）．この頃より処置

時の痛みの訴えが強くなり，痛みに関連して食事量の減退や夜間の不眠，リハビリ意欲の低下がみられるようになった．痛みの原因としては，良性肉芽の増殖が促進され，創底や創縁で新生肉芽がフォームに食い込むようになったことが考えられた．すでに処置前の鎮痛剤投与や創縁の保護は実施していたが，追加の疼痛対策として，創面とフォームの間にメッシュシートを敷くこと，処置 30 分前には陰圧を解除してフォームに生理食塩水を浸漬させておくこと，皮膚用被膜材や剥離剤の使用の徹底などを行った．また，食事や睡眠，リハビリなどへの影響を配慮し処置時間の調整を行った．その結果，処置時の痛みは軽減し，食欲やリハビリ意欲の回復につながった．

　NPWT 開始 25 日目，ポケットを含む創サイズは 12.5×6.5 cm まで縮小した（図 9）．NPWT 開始 4 週間後に NPWT を終了．その後，皮下ポケットが消退し 9 週間後に完治した（図 10）．

　本症例は，体腔に至る創傷であり，手順書の範囲を超えていたため，医師とともに処置，あるいは実施ごとに直接指示を必要とする状況であった．呼吸状態に留意しながらの広範囲の創処置は，最低 30 分～1 時間を要し，さらに痛みへの細やかな配慮も必要とされた．主治医が必ずしも処置に時間を割けない中，経過を把握する特定看護師が他の医師と協働することで，処置の継続性を保ち，患者の苦痛の軽減にもつながった．

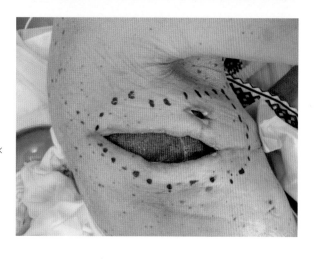

図 8.
症例 2：70 歳代，男性
術後 25 日目（NPWT 開始 8 日目）の状態．創開口部 10×
2.2 cm で，ポケット 16×8 cm であった．
＜局所管理＞
・NPWT －120 mmHg．3 日以内のフォーム交換
・創洗浄（生理食塩水 500 ml（37℃））

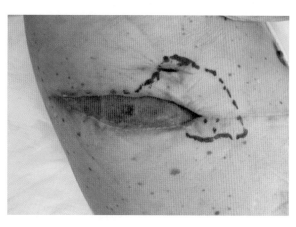

図 9.
症例 2：70 歳代，男性
術後 42 日目（NPWT 開始 25 日目）の状
態．開口部 9×3 cm，ポケット含 12.5×
6.5 cm となり，皮下ポケット範囲は縮小
した．また，処置時の疼痛も軽減した．

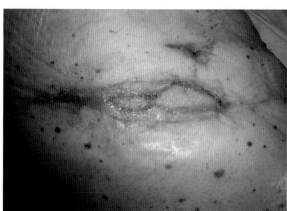
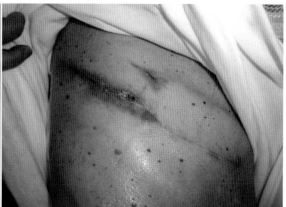

a｜b

図 10．症例 2：70 歳代，男性
　a：術後 60 日目（NPWT 43 日目）の状態．創サイズ 8×2.5 cm，ポケットな
　　し．アスピレーションカテーテルは抜去
　b：術後 75 日目（NPWT 開始後 9 週間）の状態．閉創し治癒した．

PEPARS　No. 167　2020

79

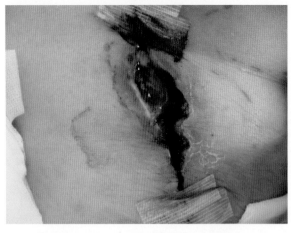

図 11.
症例3：70歳代，女性．乳がん，左乳房全摘
（リンパ節郭清なし），DM
術後血腫を形成し，壊死．創培養：緑膿菌
（＋＋），*Enterococcus Faecals*（＋＋）
術後14日目．デブリードマンし，洗浄と外用
抗菌薬投与を開始

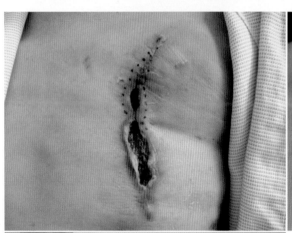
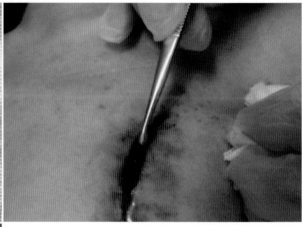

a b
c

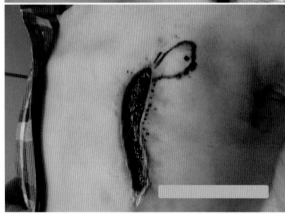

図 12.
症例3：70歳代，女性
　a：術後22日目，退院時
　b：外来でメンテナンスデブリードマンを実施
　c：術後34日目，簡易型 NPWT（PICO™創傷
　　治癒システム）を開始（交換は2回/週）

3. 乳がん術後 SSI

症例3：70歳代，女性

糖尿病でインスリン治療中

乳がんで左乳房切除術後に血腫を形成しその後壊死を認めた（図11）．創部からは緑膿菌と腸球菌が検出された．主治医の指示の下，特定行為としてメンテナンスデブリードマンを数回実施し，創洗浄＋外用抗菌薬治療を行った．1週間後には壊死組織が減少したため NPWT の開始を検討したが，家庭の事情により退院となった．自宅では本人が毎日シャワーによる創洗浄を行い，銀含有ハイドロファイバーで局所管理を行った．

外来日には特定看護師がメンテナンスデブリードマンを実施し，創が浅くなった段階で PICO™を開始した．週2回の外来時，特定看護師が毎回，フォーム交換を実施するとともに，表層のフィブ

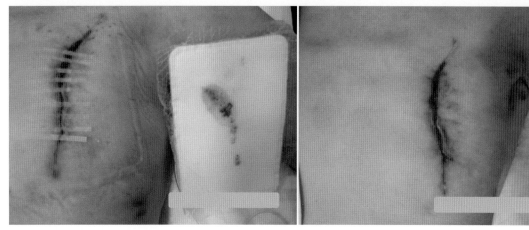

a | b

図 13. 症例 3：70 代，女性
　a：術後 47 日目（NPWT 13 日目），PICO は継続し，スキンクロージャーを
　　併用している．
　b：術後 51 日目（NPWT 17 日目），閉創した．

リン膜を鋭匙などで除去し，クリティカルコロナ
イゼーションの予防に努めた（図 12）．腕の運動に
より創部の安静が保ちにくいため，スキンクロー
ジャーで固定，滲出液が多い部位はドレナージを
妨げないように間隔をあけて貼付した．NPWT
開始後 17 日で，閉創となった（図 13）．

　外来においても，特定看護師が継続して創の管
理を実施することで，処置方法や血糖値管理を含
む在宅療養中の生活指導も同時に行うことができ
た．医師は外来処置に時間を割くことなく，診療
の効率化につながった．

特定行為実践後の変化

　院内で特定行為実践が開始された後の変化（メ
リット）として，以下のような意見が他職種から
挙げられた．

1．患者（ケア）優先の対応

- 患者指導が進んだ．（外来医師）
- 医師のスケジュール優先ではなく，ケアや保健
　指導を優先した時間調整が可能となった．（病
　棟看護師）

2．業務の効率化

- 診療業務で役割分担ができ，効率化が図れた．
　（外来医師）
- 創の管理を任せられるので，より優先度の高い
　患者へ時間をかけることができる．（病棟医師）

3．待ち時間の短縮

- 医師を待たずに創処置が進められるので，患者
　を待たせないで済む．（外来看護師）

4．タイムリーな対応

- NPWT 施行中の設定の確認やアラーム対応な
　ど，医師が手術や外来中であってもタイムリー
　に対応できる．（病棟看護師）

　看護師は，常より患者の生活を踏まえて，身体
的問題だけでなく，心理的・社会的問題を含めた
全人的なアセスメントを行っている．このように
看護の視点で創傷管理を実践できることのメリッ
トは大きい．たとえば，褥瘡では患者の得手体位
や家族の介護力などを理解しながら個々の患者に
適した予防ケアを行いつつ，褥瘡が発症してし
まった際には，発症要因を直ちにアセスメントし
て環境を再調整し，さらにはタイムリーに，在宅
であってもデブリードマンや NPWT を実施でき
るようになる．特定行為研修を修了した看護師
が，安全に創部の管理を行うことができるように
なることで，創傷ケアの質を向上させることがで
きると考える．

形成外科医に望むこと

　NPWT やデブリードマンを行う特定看護師に
とって形成外科医は，チーム医療をともに担う仲

間であると同時に，創傷管理の師である．特定行為研修の履修科目として臨床推論があるが，これを学ぶことで，看護の視点だけでなく，医学モデルの視点からも患者を考えるプロセスを知り，より総合的に患者をアセスメントすることができるようになった．しかし臨床で自立して特定行為を実践するためには，創を診て判断し，メスや剪刀を用いてデブリードマンを行い，進化するNPWTの機器を安全に使いこなす技術を身につけなければならない．これは，指導者の下で経験を重ねることによって習得できるものであり，形成外科医には特にこの点において，今後も良き指導者となっていただきたい．

今後はさらに在宅や，地域の施設等で特定行為を行う看護師が増えることが期待されており，NPWTの実践症例も増えてくることが予想される．そのような場面でも，チームの一員として協力関係を築き，新たな創傷管理の場をともに構築していきたい．

参考文献

1) 溝上祐子：創傷管理を行う看護師の役割機能（日本）．ナースのためのアドバンスト創傷ケア．真田弘美ほか編．p272-275，照林社，2012.
2) 厚生労働省．チーム医療の推進について「チーム医療の推進に関する検討会 報告書」2010年3月19日.
  https://www.mhlw.go.jp/shingi/2010/03/dl/s0319-9a.pdf
3) 厚生労働省．「特定行為に係る看護師の研修制度」
  https://www.mhlw.go.jp/stf/seisakunitsuite/bunya/0000077077.html
4) 厚生労働省．看護師の特定行為研修制度ポータルサイト.
  https://www.nurse.or.jp/nursing/education/tokuteikenshu/portal/about/manual.html
5) 厚生労働省：平成27年度 看護職員確保対策特別事業「特定行為に係る手順書例集作成事業」．特定行為に係る手順書例集，全日本病院協会，2016年2月.
  https://www.mhlw.go.jp/file/06-Seisakujouhou-10800000-Iseikyoku/0000112464.pdf
6) 佐伯修二ほか：仙骨部褥瘡に対し在宅にて単回使用陰圧創傷治癒システムを導入し奏功した1例．褥瘡会誌．**19**(1)：62-67，2017.

第1回日本フットケア・足病医学会年次学術集会

会　　期：2020年12月4日（金）・5日（土）
会　　長：日髙寿美（湘南鎌倉総合病院腎臓病総合医療センター）
会　　場：パシフィコ横浜ノース
　　　　　〒220-0012　神奈川県横浜市西区みなとみらい1-1-2
テーマ：Reunion!　～フットケアと足病医学～
問い合わせ：第1回日本フットケア・足病医学会年次学術集会　運営事務局
　　　　　株式会社春恒社　コンベンション事業部
　　　　　E-mail：jsfp2020@c.shunkosha.com

withコロナの時代のニューノーマルなスタイルとし
て現地参加とWEB配信を併用したハイブリッド形式
で開催いたします．詳細はホームページ
（http://www.jsfp2020.jp）をご覧ください．

第45回　日本口蓋裂学会総会・学術集会
テーマ：「技術革新の恩恵」

会　　期：2021年5月20日（木）～21日（金）
会　　場：宝塚ホテル（兵庫県宝塚市栄町1丁目1番33号）
会　　長：上田　晃一（大阪医科大学形成外科）
ホームページ：http://jcpa45.umin.jp/
事務局：
　大阪医科大学形成外科
　〒569-8686　大阪府高槻市大学町2番7号
　事務局長　大槻　祐喜
お問合せ先：
　第45回日本口蓋裂学会総会・学術集会　運営事務局
　有限会社トータルマップ内
　〒675-0055　加古川市東神吉町西井ノ口601-1
　TEL：079-433-8081　FAX：079-433-3718
　E-mail：jcpa45@totalmap.co.jp

◀学術集会Hpをcheck!

FAX による注文・住所変更届け

改定：2015 年 1 月

　毎度ご購読いただきましてありがとうございます．

　読者の皆様方に小社の本をより確実にお届けさせていただくために，FAX でのご注文・住所変更届けを受けつけております．この機会に是非ご利用ください．

◇ご利用方法

　FAX 専用注文書・住所変更届けは，そのまま切り離して FAX 用紙としてご利用ください．また，注文の場合手続き終了後，ご購入商品と郵便振替用紙を同封してお送りいたします．**代金が 5,000 円をこえる場合，代金引換便とさせて頂きます．**その他，申し込み・変更届けの方法は電話，郵便はがきも同様です．

◇代金引換について

　本の代金が 5,000 円をこえる場合，代金引換とさせて頂きます．配達員が商品をお届けした際に，現金またはクレジットカード・デビットカードにて代金を配達員にお支払い下さい(本の代金＋消費税＋送料)．(※年間定期購読と同時に 5,000 円をこえるご注文を頂いた場合は代金引換とはなりません．郵便振替用紙を同封して発送いたします．代金後払いという形になります．送料は定期購読を含むご注文の場合は頂きません)

◇年間定期購読のお申し込みについて

　年間定期購読は，1 年分を前金で頂いておりますため，代金引換とはなりません．郵便振替用紙を本と同封または別送いたします．送料無料，また何月号からでもお申込み頂けます．

　毎年末，次年度定期購読のご案内をお送りいたしますので，定期購読更新のお手間が非常に少なく済みます．

◇住所変更届けについて

　年間購読をお申し込みされております方は，その期間中お届け先が変更します際，必ずご連絡下さいますようよろしくお願い致します．

◇取消，変更について

　取消，変更につきましては，お早めに FAX，お電話でお知らせ下さい．

　返品は，原則として受けつけておりませんが，返品の場合の郵送料はお客様負担とさせていただきます．その際は必ず小社へご連絡ください．

◇ご送本について

　ご送本につきましては，ご注文がありましてから約 1 週間前後とみていただきたいと思います．お急ぎの方は，ご注文の際にその旨をご記入ください．至急送らせていただきます．2〜3 日でお手元に届くように手配いたします．

◇個人情報の利用目的

　お客様から収集させていただいた個人情報，ご注文情報は本サービスを提供する目的(本の発送，ご注文内容の確認，問い合わせに対しての回答等)以外には利用することはございません．

　その他，ご不明な点は小社までご連絡ください．

株式会社　全日本病院出版会　　〒113-0033 東京都文京区本郷 3-16-4-7 F
電話 03(5689)5989　FAX03(5689)8030　郵便振替口座 00160-9-58753

FAX 専用注文書 形成・皮膚 2011　　年　月　日

○印	PEPARS	定価(消費税込み)	冊数
	2021 年 1 月〜12 月定期購読(送料弊社負担)	42,020 円	
	PEPARS No. 159 外科系医師必読！形成外科基本手技 30 増大号	5,720 円	
	PEPARS No. 147 美容医療の安全管理とトラブルシューティング 増大号	5,720 円	
	バックナンバー(号数と冊数をご記入ください) No.		

○印	Monthly Book Derma.	定価(消費税込み)	冊数
	2021 年 1 月〜12 月定期購読(送料弊社負担)	42,130 円	
	MB Derma. No. 300 皮膚科医必携！外用療法・外用指導のポイント 増大号 新刊	5,500 円	
	MB Derma. No. 294 "顔の赤み" 鑑別・治療アトラス 増刊号	6,380 円	
	バックナンバー(号数と冊数をご記入ください) No.		

○印	瘢痕・ケロイド治療ジャーナル		
	バックナンバー(号数と冊数をご記入ください) No.		

○印	書籍	定価(消費税込み)	冊数
	図解 こどものあざとできもの―診断力を身につける― 新刊	6,160 円	
	美容外科手術―合併症と対策―	22,000 円	
	運動器臨床解剖学―チーム秋田の「メゾ解剖学」基本講座―	5,940 円	
	超実践！がん患者に必要な口腔ケア―適切な口腔管理で QOL を上げる―	4,290 円	
	足関節ねんざ症候群―足くびのねんざを正しく理解する書―	6,050 円	
	グラフィック リンパ浮腫診断―医療・看護の現場で役立つケーススタディ―	7,480 円	
	骨折治療基本手技アトラス	16,500 円	
	足育学 外来でみるフットケア・フットヘルスウェア	7,700 円	
	ケロイド・肥厚性瘢痕 診断・治療指針 2018	4,180 円	
	実践アトラス 美容外科注入治療 改訂第 2 版	9,900 円	
	ここからスタート！眼形成手術の基本手技	8,250 円	
	Non-Surgical 美容医療超実践講座	15,400 円	
	カラーアトラス 爪の診療実践ガイド	7,920 円	
	そこが知りたい 達人が伝授する日常皮膚診療の極意と裏ワザ	13,200 円	
	創傷治癒コンセンサスドキュメント―手術手技から周術期管理まで―	4,400 円	

○	書 名	定価	冊数	○	書 名	定価	冊数
	図説 実践手の外科治療	8,800 円			超アトラス眼瞼手術	10,780 円	
	使える皮弁術　上巻	13,200 円			イチからはじめる 美容医療機器の理論と実践	6,600 円	
	使える皮弁術　下巻	13,200 円			アトラスきずのきれいな治し方 改訂第二版	5,500 円	

お名前　フリガナ＿＿＿＿＿＿＿＿＿＿＿＿＿＿＿＿＿　　　　㊞　　診療科

ご送付先　〒　　－

□自宅　　□お勤め先

電話番号　　　　　　　　　　　　　　□自宅　□お勤め先

バックナンバー・書籍合計 5,000 円以上のご注文は代金引換発送になります

―お問い合わせ先―
㈱全日本病院出版会営業部
電話 03(5689)5989

FAX 03(5689)8030

年　月　日

住 所 変 更 届 け

お 名 前	フリガナ		
お客様番号			毎回お送りしています封筒のお名前の右上に印字されております8ケタの番号をご記入下さい。
新お届け先	〒　　　　　都 道 　　　　　　府 県		
新電話番号	（　　　　　）		
変更日付	年　月　日より		月号より
旧お届け先	〒		

※ 年間購読を注文されております雑誌・書籍名に✓を付けて下さい。
- ☐ Monthly Book Orthopaedics （月刊誌）
- ☐ Monthly Book Derma. （月刊誌）
- ☐ 整形外科最小侵襲手術ジャーナル （季刊誌）
- ☐ Monthly Book Medical Rehabilitation （月刊誌）
- ☐ Monthly Book ENTONI （月刊誌）
- ☐ PEPARS （月刊誌）
- ☐ Monthly Book OCULISTA （月刊誌）

FAX 03-5689-8030

全日本病院出版会行

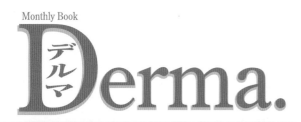

新刊

No.300

皮膚科医必携！
外用療法・外用指導のポイント

MB Derma. No. 300 2020 年 10 月増大号
編集企画：**朝比奈昭彦**（東京慈恵会医科大学教授）
定価（本体価格 5,000 円＋税）　B5 判　186 ページ

▶弊社ホームページへのリンクはこちら！
目次、キーポイントもご覧いただけます！

外用療法・外用指導の基礎から最新知見までまとめた実践書！

前半では基剤の特徴や具体的な使い分け、混合処方など、外用薬と外用療法に関する基礎理論に加え、外用・スキンケア指導の要点を解説。後半では各種皮膚疾患ごとに項目を立て、製剤選択のポイントや外用の工夫・コツについて、エキスパートが最新知見も加え具体的にまとめています。
日常診療で困ったときに読み返したい、充実の１冊です！

▶ CONTENTS

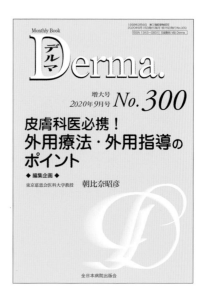

Monthly Book

増大号
2020年9月号 No.300

皮膚科医必携！
外用療法・外用指導の
ポイント
◆編集企画
東京慈恵会医科大学教授　朝比奈昭彦

全日本病院出版会

全日本病院出版会
www.zenniti.com

〒113-0033　東京都文京区本郷 3-16-4　Tel：03-5689-5989
Fax：03-5689-8030

PEPARS

各号定価 3,300 円（本体 3,000 円＋税）．ただし，増大号：No. 14, 51, 75, 87, 99, 100, 111 は定価 5,500 円（本体 5,000 円＋税），No. 123, 135, 147, 159 は定価 5,720 円（本体 5,200 円＋税）．
在庫僅少品もございます．品切の際はご容赦ください．
（2020 年 10 月現在）

掲載されていないバックナンバーにつきましては，弊社ホームページ（www.zenniti.com）をご覧下さい．

click

全日本病院出版会	検索

全日本病院出版会　公式 twitter !!

弊社の書籍・雑誌の新刊情報，または好評書のご案内を中心に，タイムリーな情報を発信いたします．
全日本病院出版会公式アカウント **@zenniti_info** を是非ご覧下さい !!

2021 年　年間購読　受付中！
年間購読料　42,020 円（消費税込）（送料弊社負担）
（通常号 11 冊，増大号 1 冊：合計 12 冊）

PEPARS　No. 167

2020 年 11 月 15 日発行（毎月 1 回 15 日発行）
定価は表紙に表示してあります.
Printed in Japan

© ZEN・NIHONBYOIN・SHUPPANKAI, 2020

発行者　　末　定　広　光
発行所　　株式会社　全日本病院出版会
〒 113-0033 東京都文京区本郷 3 丁目 16 番 4 号
電話（03）5689-5989　Fax（03）5689-8030
郵便振替口座 00160-9-58753

印刷・製本　三報社印刷株式会社　　　電話（03）3637-0005
広告取扱店　㈱日本医学広告社　　　電話（03）5226-2791